U0057609

Ⓒ文經社

© 文經社

文經社

文經社

文經家庭文庫 99

學會抗老
——你可做的抗老化基因革命

李世敏 著

COSMAX
PUBLISHING Co.
Since 1981

文經社
Taiwan

自序

1998年，我參加美國抗老化醫學會的年會，與會人士的都是世界各地研究抗老化的專家。

這個醫學會創立的主要目的，就是幫助人類如何活的健康、長壽，也是目前世界上發展最快速的學會，所發表的研究報告經常都會引起全世界的關注，可見其影響力。

過去十年，我加入了人類抗老化的研究，其中一項主要的研究是：食物對人體健康及老化的影響。我有幸與許多世界各地知名的學者、專家一起做研究，也在我主持的抗老化中心進行臨床試驗。

經過這些年，我發現一件事：不管是大企業的老闆，還是一般平凡的薪水階級，他們的共同願望都是，上了年紀後，仍然可以擁有年輕的體力與健康。

有人想擁有健康的體力，享受辛苦得來的成功；也有人希望，即使沒有輝煌的一生，也能健康的享受獨立的晚年，所以，很多人為了要恢復健康和年輕，不計花費。由此可見，如何抗老化、延緩老化的發生，甚至對抗疾病，恢復青春與健康，已經是壽命愈來愈長的現代人共同的願望。

另外，也有很多人來到我面前說：「醫師我老了，體力衰退了，慢性病症也逐漸出現了，我把身體交給你了。」

我很高興這些人對我的信任，但是很多人忽略了，不管是飲食習慣的改變、生活型態的改變，或是健康食品的定期攝取

等，都需要自己下定決心配合，否則我們只能有限度的幫助。

所以，本書的宗旨就是，提供目前世界上各種經過實證有效的方法，幫助讀者從書中找出自己健康長壽的節奏，建立屬於個人的健康方程式，安心享受自己的下半輩子。

如果真能如此，自然是功德一件，也是筆者最大的心願。

李世敏

前言 新新人類將提前老化

中國有句俗話說：「壯志未酬身先死」，在我行醫二十多年的生涯中，看到太多這種例子——有一些成功的人，50歲左右就得到癌症、腦出血、中風、高血壓、心臟病、糖尿病……等，眼看著就要享福了，可惜就是沒有健康的身體享有努力得來的果實。

雖然現代人的壽命在過去一個世紀平均增加了一倍，但是由於錯誤的飲食習慣，已經使得下一代人類面臨提前老化的危機，值得我們警惕。

現代人用一生最健壯的年歲在追求財富，但是當進入中年後，卻需要用財富來換取健康，而往往為時已晚。在未來所謂「新新人類的時代」，我估計這些人將提早在3、40歲時，就會有現代人4、50歲時才有的退化性疾病，包括高血壓、糖尿病、癌症等。

您是否想在退休前就能享受一生打拚來的結果？您是否希望永遠健康，到年老時仍然能夠享受人生？而不是坐在輪椅上，也不是躺在醫院裡，更不是天天靠吃藥過日子，了卻殘生。這就是我寫這本書的目的。

我要讓你知道，如何讓你基因的潛能、壽命的潛能、健康的潛能發揮到極致。當你看完這本書之後，你就知道，有辦法能使你在成功、忙碌、消耗體力的生活中，仍然維持健康，不致於生病，快樂的活到一百歲。

　　這本書定名為「學會抗老——你可做的抗老化基因革命」，是因為人類具有天生的基因潛能，包括可健康的活到一百歲以上，但是，似乎沒有多少人有機會健康的活到壽命潛能的極致。人類老化的速度以及因加速老化而引起的疾病愈來愈多，也逐漸快速的發生在年輕人身上，在大家追逐名利的現代社會中，健康似乎常在為時已晚才被重視。預防重於治療，就像你要成功一定要有周詳的計劃一樣。

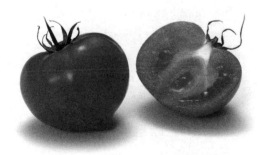

PART 1
長生不老不是夢

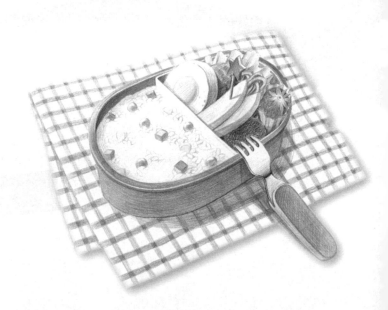

1. 開發壽命的基因潛能

　　地球上所有的動物都有其壽命的基因潛能 ✔例如：老鼠是700天，狗是23年，馬是32年，大象是45年，猩猩是52年，而根據科學家的研究以及人類學家的發現，人類壽命的基因潛能是可以從120到140歲的。

① 5個長壽民族

　　美國著名小說家詹姆斯‧希爾頓 （James Hilton），在他一九三四年出版的著名小說「失去的地平線」（The Lost Horizon）中，描述在中國西南邊西藏的一個高原，叫香格里拉（Shangri-La）的地方，住著一群健康長壽的人。他們可以活到120歲的原因，歸於他們的飲食、平靜的生活、在花園或農場裡勤勞的工作，及很好的宗教信仰和生活方式。

　　另一個長壽的民族是，蘇俄的喬治亞人（Russian Georgians），他們是住在高加索山脈一帶地方，這地方海拔約12000、13000呎高。這些人住在很簡單的石洞裡，沒有任何電器。這裡的人，80歲前就像他們的青春期，80歲到120歲是他們的中年，120到160歲則是他們的老年。很多人在100歲以後依然結婚，且仍有頻繁的性生活。他們到了100歲時，血壓仍維持104/72，女性到了52歲以後，仍然可以生育。他們每天喝8oz由大麥做成的飲料，一大杯水果做成的酒。這裡的人大部份以牧

羊或種果樹為業。在記錄上，一位名叫薩拉利・密斯利莫夫（Shirali Mislimov）先生，在1972年時已經167歲，但還很健壯的活著，是活得最久的一個人，每天仍然在果園工作。

另外，一個很長壽的民族是畢爾卡・幫巴族（Bilca Bamba），這群人我們叫安達斯人，他們住在安達斯山脈，也是一個海拔12000、13000呎的高地。這些住在南美洲東北部地區山脈的人，在1971年的人口統計顯示，每100中就有一人超過100歲，其中有一人叫密戈爾・卡比歐（Miguel Carpio），那時他123歲，仍然非常健壯，且要娶妻生子。

也是12000呎高地的地方，又有一種族群叫梯梯卡卡（Titicaca），是一群住在秘魯的安地斯高地的人。此地有很多河流，是由遠處高山上溶解的冰河流下來的水，英文叫Glacial Milk，是指含有很多礦物質的水，這種河水整年所灌溉的土地，非常肥沃，種植的蔬菜、水果等，也都非常營養，這些人就是吃這些營養豐富的食物而得以長壽。

還有另一族人叫漢然（Hunza），也是健康長壽的族群，這些人幾乎不患疾病。他們健康的原因，是他們生活在非常乾淨的環境裡，勤奮工作，吃營養非常豐富的食物；他們維持傳統的飲食，幾乎與文明世界隔絕。這群人大約住在7500呎的喜馬拉雅山高地，四面環繞著大約20000呎高的山，整年有冰河溶解的水流下來灌溉土地，含有非常多的礦物質，他們也飲用這些水。

他們的食物有70%是生食，而且不吃動物的肉。煮蔬菜時只放一點點水，以免這些蔬菜裡的維生素、礦物質被水沖淡

了。他們也吃許多穀物及生果等，也從生果裡搾取一種含有豐富維生素E的油來煮食物及當化妝品。偶爾喝一些羊奶，喝得羊奶沒有任何化學污染，所以不需殺菌就可直接飲用。他們多半吃母奶到兩歲大。由於母親所吃的飲食很好，因此小孩出生後吃母奶，也都非常健康。

以上所說的是，非常出名的五個健康長壽的族群，他們的平均壽命都在120到140歲之間。這五個族群都屬第三世界，與文明隔絕，這一點非常重要。已開發的國家中，最長壽的是日本人，平均壽命是79.9歲，美國人的平均壽命是75.5歲，台灣人74歲，波蘭人71歲，蘇俄人69.8歲。

② 長壽族群的共同特點

這5個長壽族有幾個共同特點：

(1) 他們住在海拔8000~14000呎的高地，呼吸新鮮的空氣。

(2) 他們居住的環境裡有很好的冰水、河流，含有很豐富的礦物質，用來灌溉及飲用。

(3) 這些地方沒有工業，因此沒有空氣、水及食物等污染，也沒有為生活和人擠人之間的精神壓力。

(4) 只有天然的肥料，即冰河所帶來的含大量維生素與礦物質的天然肥料，土地不受污染。

(5) 這裡沒有文明世界的藥，即使有疾病，也都靠天然的飲食來治病。

因此我們知道，人類壽命基因的最高潛能是120~140歲，這是不爭的事實。但要在環境沒有污染以及所食用的食物含有豐

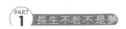

富的維生素與礦物質的情況下才可能，否則在現實環境日漸惡劣的情形下，人類反而將加速老化，成為病痛纏身的老年生活，有何樂趣可言。

③ 人類壽命平均增加了一倍

　　1900年時美國人平均壽命是45歲，到了1990年增加到75歲，原因很多：醫藥發達、生活水準提高、預防注射的施行等都有幫助。科學家預測1995年以後出生的孩子，將平均活到80歲的年齡，以後的人的壽命勢必更長。現在美國人口比例增加最多的年齡層是百歲人瑞。科學家們相信，這樣子發展下去人類將可以健康的活到120歲。

　　在第二次世界大戰後，日本人因戰後物質糧食極度缺乏，因此那時候出生的男孩到成年後，都只長到150～160公分左右，在現在40歲以上的人的印象中，日本人都是矮個子的。但是自從日本開始西化，改變食用西方人的飲食，包括大量動物蛋白質與脂肪後，他們現在的年輕人都長到170～180公分了，那是因為足夠的營養使得他們的身高的基因潛能充分發揮的一例。

④ 營養攝取是長壽與健康的關鍵

　　科學家也證實，雖然我們沒辦法改變環境，但卻能選擇所吃的食物，攝取足夠維持健康身體所需要的90種營養素，那麼健康的活到100～120歲是毋庸置疑的。

　　因此，只要藉著飲食型態的改變，以及適當的營養素的攝

取，使得我們健康與壽命基因能夠充分的發揮，就能讓人類享
受真正健康而長壽的生活。

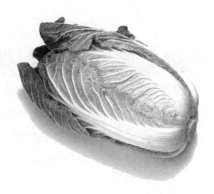

2. 抗老化新紀元

如果您可以健康的活到120歲且仍然像4、50歲時一樣有活力，您覺得如何呢？或是有讓你恢復到20年前的健康有活力的方法，你有興趣一試嗎？科學家預測，隨著對人體細胞功能的研究，人類在50年後的平均壽命將是100歲左右。屆時雖活得久，但是否健康，將是老年人最關心的課題。

① 健康地活到一百歲

老化是不可避免的人生旅途，但是老化是自然的且應該是沒有疾病的，遺憾的是對大部份的人來說，老化都伴隨著不同程度以及不同類型的疾病，有的殘廢，有的半身不遂，有的則生活不便或失去生活的品質。雖然人類的壽命比過去的一世紀增加了一倍，但是伴隨著老年人（超過60歲）的是愈來愈多的慢性疾病。在美國，60歲以上的人每天平均要吃12顆藥，這代表老年人是罹患各式疾病高危險群。

每個人都希望能避免因年齡的增長，也就是我們所說的老化而引起的疾病，包括心臟病、高血壓、中風、老人痴呆、癌症、糖尿病等，以及漸漸失去的青春活力與體力。我們看到我們的父母或是祖父母在他們大約70歲左右去世時，多半是疾病纏身、孤獨無助的與生命博鬥。

人們開始意識到生命應該是更健康且豐富的，我們要活得

久且健康，不希望到老年時，有任何一刻坐在輪椅上、住在老人院、依靠別人的幫助，或成為家人與社會的負擔。愈來愈多的人希望能找到解決的方法，科學家及醫師們也投入更多的心力尋找答案。

② 老化是可以減緩甚至恢復的

其實老化是一種很自然的過程，是逝去的時間使人體的健康細胞數目愈來愈少，細胞的活力逐漸減低的過程。在以前，能夠活到6、70歲沒有生病是可遇不可求的。但是現在，老化的定義已經被修改為：老化是必然的，但老化也可以是健康的、有活力的。

正常的老化只是一種漸進性的健康細胞減少的過程，從出生就開始了，到3、40歲時，速度加快了，50歲以後，就更快速了。身體逐漸失去活動力，生理機能慢慢減緩，到達120～140歲人類壽命基因的極點會自然的死亡；當健康的細胞愈來愈少時，會無法承受外來因素引起的壓力，使細胞變性、變型、功能改變，發生高血壓、糖尿病、關節炎等退化性疾病。

但是，因為我們現在所處的環境有太多的污染、太多的生活壓力，也缺少太多維持身體細胞健康與活力所需的營養素，所以沒有多少人能自然死亡。

真正對抗老化的方式包括：生活型態的改變，維生素、礦物質、荷爾蒙的補充，抗氧化劑的攝取，服用天然草藥等等方法。如果我們能夠減慢正常的老化，也就是減緩健康細胞數目的減少，就可以延長壽命。再加上控制造成細胞變性的外來因

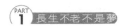

素，就能夠更進一步控制因老化引起的退化性疾病。

　　舉例來說，一位近70歲的男子，在過去三年中持續接受抗老化計劃，包括：飲食、運動，及生長激素的注射等，使得他重新長出黑髮、肌肉恢復結實、皮膚皺紋消失，及性生活又再活躍等，同時現在精神奕奕的他看起來只有50歲，顯示他已經找到退休後的生活樂趣。

　　現在醫界也早不把老化看做疾病的代稱，更找到了部份預防與解決之道，所以可以說：老化是可以減緩，甚至能夠回復的。

③ 細包分裂研究大突破

　　健康細胞的數量為什麼會愈來愈少？細胞為什麼會漸漸失去活力呢？因為基本上這是人類基因早已設定的。

　　身體裡面有100兆個細胞，每一個細胞都有它的壽命，每次即將衰老死亡的細胞可藉著分裂來產生新的細胞，幫助器官維持一定數量的細胞，發揮正常功能與運作；但是，每一次分裂產生的新細胞，其活動力都比原來的差，加上每個細胞有一定的分裂次數，到達分裂次數的極限時，就不會再分裂，因而死亡。不同部位細胞的壽命又有不同。如皮膚的細胞每幾天就會死亡脫落，腸子裡的細胞每幾星期就要更新一次，而肌肉細胞則為時幾個月才死亡。當大部份的細胞不能再分裂時，就是生命的終點。

　　為什麼細胞不能無限制的分裂呢？為什麼它不能永遠不死呢？科學家們發現，在細胞染色體的基因DNA的最後一段，是

由被稱為Telemere的基因群所組成的。每個人出生時，細胞裡面的染色體上的DNA的末端大約有5,000個Telemere，每一次細胞分裂時，就有一個Telemere會脫落，因此大約分裂5000次後，Telemere就全部用完，細胞就不能再分裂，就會死亡。而每個器官細胞分裂的時間和速度各有不同，也造成每個器官細胞失去功能的速度不同。科學家們已開始在研究如何使Telemere不因細胞分裂而脫落，使得細胞能無限制分裂而不死亡，人類就可以長生不死。

很多實驗顯示，如果能找出可以產生Telemere的酵素，將之注入人體內，可增加Telemere的數目，或減少Telemere的脫落，如此就可以長生不死，但這都還在研究階段。在沒法改變基因之前，我們所能做的就是如何避免提早老化，也就是如何在壽命的基因潛能到達極點前不得到疾病，而提早失去健康或死亡。

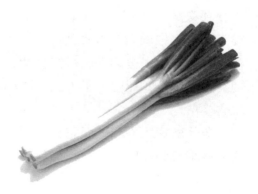

3. 老化與基因

　　科學家們相信在我們細胞內的某些基因可以使壽命增加，保持健康，而有些基因則會使人容易加速老化，容易得到各式各樣的疾病。

① 長壽細胞

　　Apo-E Gene是被研究最多的基因。研究顯示，這個細胞染色體上的基因有多種不同型態，只有型態1是存在於活到100歲以上的人的細胞內；另外，有兩種型態常存於年輕就死於心臟病及老人痴呆症患者的細胞染色體上。也就是說，基因可以部分決定你是否可以活到100歲，是否得心臟病，或老人痴呆症。

　　科學家發現，當體內有造成心臟病的某種基因型態時，會產生一種使膽固醇不易被代謝的物質，血中的膽固醇濃度特別高，容易得心臟病。因此，科學家們假設，如果能改變這些基因，就能減低得到心臟病、老人痴呆症或其他疾病的發生率而得以延長壽命。目前，基因學家正試圖找出相關原因，並希望進一步發現改變的方法。

② 基因的改造

　　果蠅研究顯示，如果在果蠅的細胞基因裡面加上某個基因，就可以使果蠅體內產生很多抗氧化物質，保護身體不致於

被自由基破壞，壽命也顯著的增加。

在人類方面，科學家則發現，有200個基因控制了我們是否老化及產生疾病。美國的國家健康中心（National Institute of Health, NIH）正努力尋找那一個基因可增加我們的抵抗力，那一個基因能增加抗氧化的能力，那一個基因能增加我們腦神經系統的發育，以及避免腦神經受到破壞而產生帕金森病或老人痴呆症等。希望不久的將來，能藉著改變這些壞的基因，使體內有好的細胞基因產生，增進人類的健康與壽命。

那麼，是不是每個人會得到什麼疾病、壽命的長短，在一出生時就受到基因的決定而無法改變呢？雖然可能是如此，但科學家也發現，即使到現在還不知道如何去改變基因，只要藉著維持良好的飲食習慣、生活型態，及攝取足夠的營養素及賀爾蒙等，就可以大大的改善基因對健康及壽命的影響，這也是本書所要致力闡明的重點。

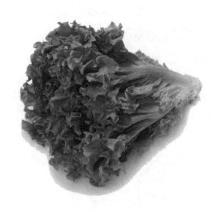

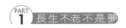

4. 加速老化的原因

① 自由基的破壞

到目前為止，研究老化原因的理論中，最被大家接受，且在臨床上被證實的是，自由基造成老化的理論。

1954年，美國內華達州醫學院的一位丹漢・哈曼醫師（Dr. Denham Harman）發表了「自由基（Free Radical）對於老化所構成的影響」的理論，引起了人類對長生不老的希望。

自由基是少了一個電子的分子，所以非常不穩定。從每個人出生起就開始產生，會不斷的破壞細胞，使細胞加速失去活力。在正常情況下，體內有抵抗它的抗氧化酵素，因此只有當體內的自由基數量超過這些酵素所能抵抗的程度時，才會開始進行對細胞的破壞。當這些受破壞的細胞數目愈來愈多時就容易引發癌症、高血壓、心臟病等退化性的疾病，使身體加速老化。

科學家們發現，很多抗氧化劑能抵抗這些自由基，而減緩老化的速度。這些抗氧化劑多存在於食物或植物當中。另外靠著運動以及避免產生自由基的環境也可達到抗自由基的效果。如果從小就有很足夠的抗氧化劑在體內，可以確保不生病，有可能活到人類基因潛能的極限，也就是120歲到140歲。

不過，事實上這是不太可能的。因為現在環境愈來愈複雜，人們承受污染的機會與壓力越來越大，體內的自由基多已大大超過身體所能負荷的程度，也無法從食物裡攝取到足夠的

抗氧化劑，老化加速後相繼產生的退化性疾病就愈來愈多。

② 缺乏基本營養素

除了自由基的破壞造成老化以外，現在人類維持健康所需的90種營養素，包括60種礦物質、15種維生素、12種胺基酸，及3種必需脂肪酸等攝取不足，也造成細胞的營養不足，加速老化，罹患退化性疾病人數大幅增加的原因之一。因此，藉著補充身體所需的營養素的確可以減緩老化的程度，減少老化疾病的產生，這是20世紀人類對於老化及健康最大的突破。

③ 免疫系統衰退

年齡一過30歲以後，身體裡的胸腺（Thymus，屬於內分泌腺體，是身體免疫功能非常重要的器官）會快速縮小，導致身體免疫功能隨之快速減退，容易受感染。但是，現在科學家發現，如果能補充足夠的維生素與礦物質如鋅等，就可以增強胸腺的活力及免疫功能，避免感染及患病的機會；另外，細菌及病毒的侵入、環境污染、心裡的傷害，及飲食的不當等，都造成現代人免疫系統的失調而無法抵抗疾病，加速老化。

④ 飲食的不當

為什麼現在人到了70、80歲，就很少有健康的身體，每天生活中最重要的事，只是想如何解決身體的疼痛和疾病？原因之一是「飲食不當」。

研究顯示，食物裡的營養素，如維他命、礦物質、氨基酸等，對人體有很大幫助；但同時科學家也發現，食物中所含的某些成分是造成慢性病、退化性疾病的原因。至少有30種以上的癌症及心血管病變，免疫失調等疾病與飲食有很大的關係。

英國的研究顯示，不好的食物不但會造成腦神經細胞的消失退化，也會造成人類的加速老化。同時，只要吃得對，有適當的營養，就可以健康的活到一百歲。

而且，愈來愈多的食物受到化學藥品的污染，化學添加物大量被用來增加食物的味道、延長有效期限，加上食物的品質因處理過程及烹調技術的改進，也受到破壞，因此除了瞭解如何有效地攝取食物裡的營養素，少吃那些會造成身體損害的食物，也是維持健康所需要的。

所以我們可以說：「食物就是醫藥，醫藥就是食物。」

⑤ 荷爾蒙失調

另外，荷爾蒙失調及失去功能，也是加速老化的主要原因之一。最近在世界先進國家，有愈來愈多的人接受荷爾蒙補充療法（HRT），保持青春與健康；由最早的女性荷爾蒙的補充，使停經的婦女免除皮膚失去彈性、骨質疏鬆等症狀，到現在的靠補充生長激素、褪黑激素、DHEA等荷爾蒙來維持健康、長壽等，荷爾蒙的補充已被預測為21世紀人類抗老化的主要方式之一；但由最近相關研究情形來看，荷爾蒙補充療法仍然有諸多問題，即使在醫師監控下進行，依舊必須小心注意所引發的副作用。

⑥ 肥胖

　　研究顯示，體重每超重兩公斤，就會使一個人的壽命減少一年。一個人的體重超過理想體重的5～15％時，他有10％的機會不能活到原本的壽命。當超過25～30％時，活不到原本壽命的機會就提高到34％；當超過45～55％時，能活到原本的壽命的機會就只有一半。由此可看出，肥胖確實影響到一個人的健康與壽命。

・體重與死亡率關係表

超過標準體重的百分比	無法活到預定壽命的百分比
5～15%	10%
15～25%	27%
25～35%	34%
35～45%	41%
45～55%	71%
55～65%	127%
100%	1,100%

⑦ 老化的其他原因

　　同時，在我們年齡增長的過程中，人體裡許多生化的改變也會引起疾病。一般人以為這是老化現象不可避免的結果，其實這些變化是可以被改變的。

　　舉例來說，年紀愈大時，血液中會產生一種被稱為Homocysteine的物質，容易使血液凝固，儘管膽固醇值在正常的範圍內，依舊會造成中風或心肌梗塞。

　　所幸，經過研究發現，菠菜等含有葉酸及維生素B6的食

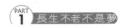

物，只要血液中兩者濃度足夠，就能夠降低Homocystein的濃度，減少中風及心肌梗塞的機會，也就減少了老化及罹患退化性疾病的機率。

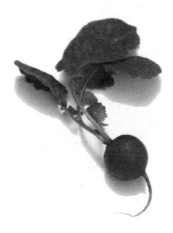

5. 心理健康的重要

① EQ高的人不易生病

大部份的人都知道，心理健康與身體健康有很大的關連，所以憂鬱、情緒沮喪、心裡有罪惡感，或存有不肯饒恕的等不平衡的情緒，身體都不會健康。

在筆者的經驗中，很多患者就醫時都可以明顯感受到，他們的疾病其實是由心理的不平衡所引起的。有的怨天尤人，怨恨命運的不公平，配偶的經濟能力差、不體貼，或是生活在婚姻的彼此傷害當中；有的是嚥不下一口氣，覺得被欺負、被佔便宜……等等，很多疾病因此產生，甚至有所謂含恨而終的情形。

社會愈來愈複雜、競爭愈來愈大，每人承受的壓力也愈來愈大，離婚率的提高、自殺率的增加、人與人之間的冷漠，都造成人們很多不可醫治的心理的毛病。

E.Q.就是一個人了解自己或是別人情緒的能力，以及如何健康的表現、疏導自己情緒與分析別人情緒的能力。在競爭、壓力愈來愈大的現代社會，頭腦的聰明與否不再是一個人成功、快樂的主因，取而代之的是人際關係的成熟以及情緒的適當管理。

同時，科學家也發現E.Q.高的人生理狀態比較好，也就是對於疾病的抵抗力、神經系統對於人體各器官產生的反應，也較正面，罹患心理及身體的疾病的機會也較少。另外，E.Q.高

的人體力往往也較好，生存力也較強。

科學家們又發現，E.Q.是有感染力的。而I.Q.與E.Q.高的人似乎較容易達成人生的目標。研究學者更進一步發現I.Q.、E.Q.高，而且有信仰的人，才是最能享受成功，健康與快樂的。

② 心理健康影響生理健康

有一位女律師，有一陣子她的背部、頸部非常疼痛，找過很多醫師，用過各種治療方法，就是無法醫治。有一天我照例問她的生活情形，我說：「妳是我的患者，也是我的朋友，我想知道妳的心裡是否有什麼傷痛？」她才告訴我，她和另一位律師朋友有很大的過節，心裡無法原諒這位朋友對她的不公平待遇及傷害。我相信這可能就是她背痛、頸部痛的原因。因此，我送她一本有關如何饒恕人來治療疾病的書。幾個月後，她打電話給我，說：「李醫師，自從我學會饒恕傷害我的那位律師以後，我的頸部、背部的疼痛就完全好了。」

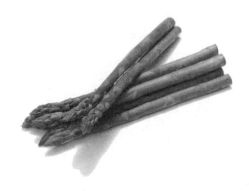

PART 2
歲月不氧化

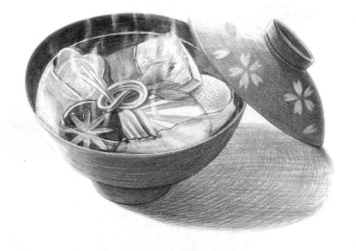

1. 抗氧化革命

① 自由基形成的原因

　　抗氧化革命是20世紀末期以來延緩人類老化、防止癌症，以及維持健康與長壽最重要的發現。在很多抗老化的理論中，自由基的理論是最被科學家們所接受的。雖然它不能解釋所有老化的原因，但確實是造成老化的主因；同時，科學家還發現，幾乎任何因年齡增加而產生的疾病都與自由基有關。

　　在過去的20年來，以自由基以及抗氧化劑對身體的影響而做的研究，引起了醫學界高度的重視；動脈硬化、癌症等愈來愈多的文明病，及人類健康的急速衰退，都被證實與自由基有絕對的關係。了解自由基以及對抗自由基的方法，將是維持健康與長壽所必須具備的知識。

　　自由基是人體內不穩定的分子，在其電子軌道上有一個或一個以上的不成對電子，必須到處尋找可配對的電子，從其他的分子奪取電子，或是把電子給其他細胞才可穩定下來（一個正常的分子所含的電子都是成對的）。它們非常不穩定的在體內橫衝直撞，任何接觸這些不穩定分子的細胞都會受到某種程度的破壞。

　　研究顯示，自由基與細胞接觸時都會迸出火花，造成細胞某種程度的變性而失去功能。當失去功能的細胞愈來愈多時，就會導致疾病與老化的發生。

　　自由基大部分是由維持生命的氧氣形成的。氧氣經過肺的

　　吸收，經血液到身體各細胞，進行很重要的氧化代謝作用，平均每人每天都有三十億次的氧化作用。

　　在某種情況下，氧氣與細胞的氧化作用會有不正常的情形發生，比如氧會少了一個或一個以上的電子，產生的物質稱為氧化自由基（Oxygen Free Radical）。主要的化學構造有二種，分別為羥基自由基（Hydroxyl Radical）與超氧化物自由基（Superoxide Radical），造成細胞不穩定，會破壞體內的酵素、蛋白質、染色體等任何分子。

　　舉例來說，身體裡的脂肪與氧接觸產生氧化作用，如果產生了氧化自由基，這些帶有氧化自由基的脂肪與其他的脂肪接觸時，也會使其他脂肪成為帶有氧化自由基的脂肪，如此一連串的連鎖反應作用，本來在身體裡好的脂肪，就變成會破壞細胞的不好的脂肪。原本正常的脂肪氧化作用是身體能量的來源，但是當氧化過程改變，而變成帶有自由基的脂肪時，就不能產生能量，反而會沈積在血管壁而引起血管的疾病。

　　由此可知，氧氣是維持生命不可少的物質，但氧氣在氧化過程中產生變性時，這些變性的氧氣也可能奪走我們的生命。除了氧化作用產生的自由基外，我們也經常由煙、灰塵等污染的空氣中，吸入大量的自由基。而太陽光以及輻射線的曝露、化學藥品的吸入也會在體內產生大量的自由基。可以說我們隨時處在產生自由基的環境中。

　　科學愈進步，環境污染愈嚴重。

研究顯示，人體內壞的氧化自由基的濃度比以前高出好幾倍，因此現代人會產生許多以前不曾有的疾病。體內有太多的自由基時，就像是活在一個一直被破壞的環境中，發生疾病機率也就愈來愈高，老化愈來愈快，得癌機會也愈大，生命自然也受到威脅。

② 自由基致病的原因

以下所述，只是幾種目前所知道的自由基治病原因，以後可能會有更多研究發現自由基對身體造成的其他影響。

(1) 自由基會破壞細胞膜

細胞膜的主要作用是將細胞所需的養分輸送入細胞，將細胞在新陳代謝所產生的廢物排出細胞外。自由基與細胞膜結合時，會破壞細胞膜上面的蛋白質與脂肪成份，使細胞膜無法正常運作，缺乏足夠營養的供給，容易老化或死亡；同樣的，細胞膜也無法排出細胞內的廢物，加速細胞的損壞。

這種對細胞膜的破壞，也是自由基造成老化以及退化性疾病產生的主要原因。例如，白內障的產生，是因為自由基對眼球水晶體細胞膜的破壞引起的。

(2) 自由基會減少身體內健康細胞的數量

自由基會破壞細胞內的染色體物質DNA（去氧核糖核酸）。

DNA是人體基因的主要成份，也是體內酵素合成的主要

成份，基因是決定細胞分裂以及細胞正常功能的主要成份，而酵素(Enzyme)是細胞構造的主要成份。

自由基接觸細胞內的DNA時會破壞DNA，使體內DNA的數量減少，無法分裂正常的細胞，導致細胞變性；同時，也無法產生正常酵素，使細胞退化，細胞不能再生，健康細胞的數量就減少。免疫系統的減退就是自由基造成的。

(3) 自由基會破壞器官組織

自由基會與皮膚蛋白質、膠質等體內細胞組成的成份聚合，破壞器官組織。舉例來說，低密度脂蛋白（壞的膽固醇，LDL）未被自由基攻擊時，是對心臟血管沒有壞處的，但被攻擊後，則會產生帶自由基的低密度脂蛋白，沈積於血管壁，造成血管硬化與阻塞，引起高血壓、動脈硬化以及心肌梗塞等疾病。

另外，如皮膚蛋白質與自由基聚合，會使老人斑縐紋、僵硬、缺乏光滑性。這就是皮膚不好的人除了外敷藥外，還必須服用抗氧化劑的原因。

(4) 自由基使細胞內的遺傳物質DNA的基因改變

這種改變，會產生帶不同基因染色體的細胞，並快速分裂增生，形成良性或惡性腫瘤。科學家已證實，幾乎所有的癌症都與體內過多的自由基有絕對的關係。因此，開始提倡服用抗氧化食物或健康食品來避免癌症。

抗氧化劑對癌症的預防非常有效。任何方法的預防癌

症，如戒煙、生活規律、減少空氣污染等，也只是為了減少體內自由基的產生，所以如果能補充體內足夠的抗氧化劑，是最簡單、也最有效的方法了。

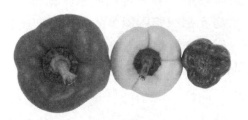

2.對抗自由基

少量的自由基是維持健康所必需的。例如，自由基與免疫系統可共同消滅細菌與其他進入身體的不良物質；另外，自由基也可以調節血管內平滑肌的收縮，有助血流的控制。但是，目前的生活環境使得人體內產生過量的氧化基，每人每天都至少會產生十萬個自由基，這個數目遠超過體內所需要的，所以必須對抗自由基，以免危害健康。

①如何減少自由基

據估計，一般人在50歲以前約有30%的細胞會被自由基完全破壞，尤其是含有蛋白質及脂肪的細胞特別容易受到破壞。但是，對於現代人來說，除非生活在原始沒有污染的環境，否則要避免細胞被自由基破壞是不可能的。

這意味著必須改變個人的生活環境以及習慣，如不要居住或工作於有污染的環境，或停止抽煙等；事實上，許多環境的無形污染如輻射線、磁場等是很難知道的，無法確知所處的環境有多少讓人產生自由基的機會。

同時，研究顯示，即使是生活在沒有壓力、沒有污染環境的人，體內每天也至少會有一千個自由基無法被身體的內源性抗氧化劑（Endogenous Antioxidant）中和，導致身體細胞的破壞。

很明顯的,目前減少自由基最好的方法是,增加體內可以中和自由基的抗氧化劑。幸運的是,我們體內有某些可以消除自由基的物質,被稱為「內源性抗氧化劑」,會吞噬多餘的自由基,防止損害你的身體。它們包括人體一種自然的抗氧化酵素「超氧化歧化黴」(Superoxide Dimutase,簡稱為SOD),及其他的觸黴與谷胱甘膽過氧化物黴(GSH)等,但它們也只能中和少數的自由基。

當體內自由基數量太多時,你就必需從食物中,或是服用含抗氧化劑的健康食品來補充抗氧化劑,才能避免身體受到自由基的破壞。幸好,我們所吃的食物內有很多能抵抗自由基的物質,也使部分自由基被消除。抗氧化劑因此被稱為是自由基的清道夫。

不管內源性或外源性的,抗氧化劑是唯一可以避免自由基對身體細胞破壞的物質。因此,如何使身體裡的每一個細胞,都有抗氧化劑的保護,是防止老化的重要因素。

② 抗氧化劑有中和自由基的作用

我們血液裡有一些抗氧化劑,這些抗氧化劑可以經由食物進入體內,因此,如果食用足夠的含抗氧化劑的食物時,血液內抗氧化劑的濃度就會增加。如果體內的有害自由基比抗氧化劑多時,身體就處在一種容易被破壞、容易變性的環境。反過來說,如果體內抗氧化劑比有害氧化自由基多時,身體細胞就處在不易被破壞的環境裡。

抗氧化劑(Antioxidant)有避免癌症、心臟病、關節炎、白

內障、過敏的作用，及減緩人類老化的速度等作用。主要包括：維生素A、C、E，礦物質硒（Selenium），及某些蔬菜水果所含的維生素P（Bioflavonoid，生物類黃酮）。這些食物營養素可由蔬菜與水果等天然食物中攝取，共同產生中和自由基的作用，保護身體的組成成份不會被自由基接觸而受破壞。

有些抗氧化劑還可以保護其他的抗氧化劑或幫助其他抗氧化劑的增生，因此體內有愈多不同的抗氧化劑愈好。

一般的蔬菜、水果都含有很多維生素C及 β 葫蘿蔔素，但要獲得足夠的維生素E，則還必須食用杏仁、花生、麥芽等穀類。更重要的是，日常所吃的食物其實無法完全提供身體所需的抗氧化劑。每天可能要吃八碗的新鮮水果和蔬菜，才可以得到足夠的維生素C及 β 葫蘿蔔素，但是要有足夠的維生素E，也許需要吃四碗花生，或兩大杯的杏仁。

③ 補充含抗氧化劑營養品

不同的自由基對不同的細胞有不同的作用。因此，不能只靠單一抗氧化劑，而需所有的抗氧化劑在體內一起作用，才能保護所有細胞，免受自由基的破壞。如Pycnogenol就能幫助維生素C進入細胞，去中和細胞裡的自由基。

美國癌症協會與國家癌症機構，都肯定了抗氧化劑對於人類健康的重要性。補充足夠的抗氧化劑，要靠服用含有抗氧化劑的營養補充品。每一個人根據他生活忙碌的程度，受到環境污染的程度，加上他運動的程度等，都會影響他要服用的劑量。

④避免運動產生的過多自由基

適當的運動對身體有很多的好處，但不希望過度的運動使身體產生太多的自由基而破壞身體。統計顯示，不愛運動或經常坐著的人，他們罹患癌症或心臟病的人，是有適當運動的人的兩倍。怎樣的運動才最符合健康，而且可以激發身體抵抗自由基的能力，又不因運動太劇烈而產生太多自由基來破壞身體呢？

經過多年的研究，美國的Cooper抗老化中心，訂出所謂的「目標心跳速率」，運動要到達這個心跳的速度是最好的，若超過或不及都不好，如何計算目標心跳度呢？就是先以220減去你的年齡，就是預計最高心跳速度。也就是每人能承受的最高心跳速度。比如你的年齡是四十歲，你的最高心跳速度就是180下／分，如果你因運動使得心跳速度超過180下／分，將會有生命危險。然後再用180下／分乘以65%～80%，得出的數目就是所謂的「目標心跳速度」，也就是117～144下／分。這是最適當，對身體最有利的心跳速度，身體也不會產生過多的自由基。公式示意如下：

（210－年齡）×（0.65～0.8)=目標心跳速率

每星期3或4次維持這種心跳速度，持續卅分鐘的運動，對身體非常有幫助。如果運動心跳速度超過目標心跳速度，必需服用維生素A、C、E或Pycnogenol等抗氧化劑，才能避免運動產生的過多自由基對身體的破壞。

⑤ 競走是最好的運動方式

那一種運動方式最好呢？研究顯示，最好的運動就是走路，尤其是競走式的走路，也就是走得很快，但不至於跑步，這種方式最不會刺激身體產生自由基，同時可以達到運動的目的，訓練耐力，避免肌肉、骨骼受傷。

根據鄧肯醫師（Dr. Duncan）的調查發現，最好的走路速度是每12分鐘走一哩（約1.6公里），也是最好的養生計劃、最好的健康運動耐力計劃。任何超過這種速度的走路，將會造成運動傷害或過多的氧化自由基。即使要慢跑，也不要超過每小時12～15哩的距離。

另外一個讓你知道是否產生過多的自由基的方法，是在運動後如果覺得很累、很疲倦、全身酸痛，那就是告訴你，當天的運動已經超過你所能負荷的自由基的程度，需要服用抗氧化劑；如果你是平常很少運動的人，建議你由輕微的運動開始，每天以漸進的方式來增加運動量。

⑥ 別讓自由基太自由

劇烈運動時，雖然身體所需的氧氣是平時的10～20倍，但氧氣並非平均的分佈到各個器官，大部分的血流會避開在運動過程中不大使用的器官，如肝、腎、胃、腸等，運送到運動的肌肉和心臟裡面，使這些肌肉組織的氧氣濃度達到正常的100～200倍，肌肉組織就會釋出大量的過氧化自由基；相反地，身體其他器官因血液的供應比平常少會產生缺氧的現象。

運動完以後，血液再重新流到這些缺氧的器官組織時，這種再度灌流的過程，也會造成過多自由基的釋出。因此，如何避免身體產生太多的自由基，如何在運動後避免產生太多自由基，及如何在運動後藉著服用含抗自由基的食物及營養補充品中和這些自由基，是我們每人在運動時所應該注意的。

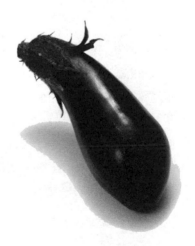

3. 超級抗氧化劑

最近科學家又發現一種天然的抗氧化劑，稱為Proanthocyanidins，屬於維生素P，是從葡萄子、皮，及松葉中提煉出來的強力抗氧化劑，被稱為超級抗氧化劑（Super Antioxidant）。不僅能抵抗自由基，還能保護維生素C、E等不受自由基的攻擊。在歐洲還有一種從松樹皮（Pine Bark）提煉出來的抗氧化劑，稱為Pycnogenol，已經被使用好幾年。臨床研究顯示，它能促進長壽及健康的生活、恢復青春的面貌等，在健康食品店就可買到。

超級抗氧化劑的抵抗自由基對身體破壞的功能，是維生素E的50倍、維生素C的20倍，還可以增進維生素C對身體的抗氧化作用，更重要的是，它還能進入腦部產生抗氧化作用，保護頭腦及神經細胞。

超級抗氧化劑的歷史，可追溯到16世紀。1534年的12月，一群探險家患了壞血病（嚴重缺乏維生素C）。110人中有25人死於這種病，有10人病情嚴重，其餘的人也都非常虛弱，連為友伴挖墳墓的力氣都沒有。但很幸運的，加拿大魁北克的印第安人告訴他們，把一種被稱為「Anneda Tree」的樹葉與皮煮成茶來喝，可以治療這種病，果然一個星期內都好了。

直到400年後，即20世紀的中期，法國賈庫斯·莫斯庫勒醫師（Dr. Jacques Masquelier），從松樹皮、葡萄子及不同的堅果的皮提煉出Proanthocyanidins的成份，並分析它的效果，才知道它

是屬於一群叫生物類黃酮（Bioflavonoid）的一種天然物質。

②紅葡萄酒富含抗氧化劑

同時，超級抗氧化劑還可以從葡萄、蔓越莓（Cranberry）、豆類、Cola Nut，及一些蔬菜水果裡面提煉出來，尤其紅葡萄子裡所含的這種成分也相當多，這就是為什麼最近紅葡萄酒廣泛的被接受的原因。

研究顯示，法國人很少運動，愛吃油脂東西，但是卻不見壽命短或患有退化性的疾病，尤其是心臟血管方面的疾病很少。就是因為他們常喝的葡萄酒裡含有Proanthocyanidins這種超級抗氧化劑，使他們能維持健康與長壽。

這種天然食品的另外一個很大的功能是，可以減低血管發炎的程度，增進血液的循環，還能治療及預防高血壓、糖尿病、中風、心臟病、癌症等疾病。

通常，Proanthocyanidins在服用一小時後，馬上可以在唾液裡測量到，證明它可以非常有效的被身體吸收。已有非常多的臨床實驗證實，這種超級抗氧化劑沒有毒性、沒有致癌性、不會產生過敏，效果卓越，安全性也高。在臨床上，歐洲已經用了三十年，沒有發現有副作用。

③超級抗氧化劑的功效

⑴有非常強的抗氧化作用

它是非常強的抗氧化劑，可以中和會破壞身體細胞的自

由基；同時，超級氧化劑還有完全的抗氧化作用，能確保我
們身體的任何細胞不受自由基的過度攻擊。

(2) 增強血管壁以及增進血液循環

超級抗氧化劑可以附著在血管裡面的膠原蛋白
（Collagen，一種有彈性的蛋白纖維），使血管恢復彈性及耐
性，增強微血管的韌性，使微血管不易破裂。

微血管只是一層非常薄的單細胞，由膠原蛋白結合構
成。形成這種蛋白纖維的膠質需要維生素C，超級抗氧化劑
可以幫助維生素C起作用。

此外，這些超級抗氧化劑也可以附著在膠質上面，以堅
固其硬度。超級抗氧化劑也可以保護這些膠質不受自由基的
攻擊。這種堅固微血管的作用，可以減低微血管的脆性，避
免因受傷引起瘀血，並改善靜脈曲張。

而且它對於因為動脈硬化或任何原因引起的血液循環不
良也有很好的作用。臨床顯示，級抗氧化劑對很多的因中
風、糖尿病、癌症而引起血液循環不良的患者，治療效果很
好。

在德國，漢堡的一位費敏・雅克醫師（Dr. Feime Haake）
對一百一十位患有靜脈曲張的患者，每天給予90毫克的超級
抗氧化劑。三個月後，75%的患者都有很顯著的進步。另外
對腳腫、腳麻或疼痛大的患者，服用超級抗氧化劑也有很好
減輕症狀的效果。

(3) 有抑制過敏的作用 (Anti-Inflammation Effect)

在很多國家，花粉熱（hay fever）是一種很常見的過敏性疾病。一般的醫學上用一些抗組織胺的藥，只能暫時抑制症狀而沒有完全的治療。超級抗氧化劑則可以很自然的由體內抑制過敏反應，減輕花粉熱的症狀，降低會造成過敏的組織胺的產生。這種組織胺是因身體裡的一種Mast Cell破裂而產生的，超級抗氧化劑能抑制Mast Cell的破裂，阻止組織胺被釋放。

(4) 抑制發炎的作用

另外，超級抗氧化劑對關節或任何器官的發炎，如關節炎、紅斑性狼瘡、大腸炎、肝炎等都有很好的作用。

(5) 與膠原蛋白結合，使皮膚光滑而有彈性

皮膚是身體最大的器官，佔身體重量的10%。表皮層的細胞經常在更新，大約每3～4個禮拜就有新的細胞產生，取代表皮死掉的細胞。年齡愈大，皮膚愈來愈薄，愈來愈透明，皮下組織的脂肪漸漸消失，皮膚會變鬆弛，彈性纖維也會失去彈性。

膠原蛋白是真皮的主要成份，由非常細的彈性纖維組　成的膠質，交錯在一起，使皮膚有彈性，看起來光滑。這些膠質容易受到空氣及陽光照射，被自由基的破壞，超級抗氧化劑則能

恢復膠質彈性纖維功能，破壞溶解膠質的酵素，使其不受酵素的溶解，所以這種超級抗氧化劑能保持皮膚的彈性，避免縐紋。

因此，在美國當皮膚科醫師用藥膏或藥水抹在患者臉上或皮膚上時，同時也叫患者同時服用超級抗氧化劑。實驗顯示，皮膚暴露在太陽下時，大約有50%的皮膚細胞會被紫外線所殺死，當服用足夠的抗氧化劑時，只有15%的細胞會被殺死。有人把這種超級抗氧化劑做成藥膏，也可以保護皮膚受到紫外線的破壞，但效果沒有那麼好。因此，這種超級抗氧化劑是使皮膚達到適當營養的最主要天然食品，讓皮膚有彈性，看起來年輕。

若有及青春痘、黑斑、或皮膚鬆弛的情形，外敷與內服同時進行，可以達到最好的效果。

(6) 防止腦細胞的老化

超級抗氧化劑不僅能保護大腦裡的血管不易破裂或阻塞，而且它是唯一的少數幾種天然抗氧化劑中，可以通過大腦血液的薄膜而進入大腦細胞的抗氧化劑。

在身體裡循環的血液要進入大腦時，有一層薄膜擋住，這層薄膜叫 blood brain barriel，因此很多在身體裡循環的物質，沒有辦法通過這層薄膜到大腦裡去。大腦有這層薄膜的保護，因此對腦部不好的物質，不會進入頭腦裡。超級抗氧化劑進入腦部時，會增強腦部的微血管及血管的耐性與彈性，也可以避免腦血管阻塞或出血。另外，這些抗氧化劑可

以幫助腦部的血液循環，讓腦細胞獲得較多的營養，而且使腦細胞不易受自由基的破壞，增進腦部的功能。

(7) 避免視網膜出血

超級抗氧化劑能避免糖尿病引起的視網膜神經出血，末梢神經的病變，增強視力。

④ 超級抗氧化劑的服用劑量

用於治療疾病，一般用量以每公斤體重服用2mg，分兩次使用；預防疾病，則以每公斤體重服用1mg。經過30年的臨床實驗，證實沒什麼副作用，有些人可能有短暫的頭暈現象，但很快的就會消失。

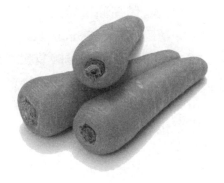

PART 3
留住青春荷爾蒙

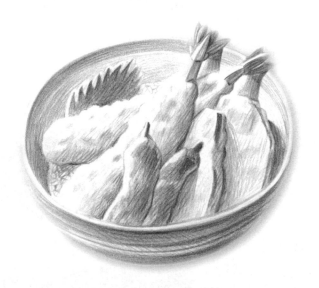

荷爾蒙是內分泌腺體分泌的一種非常微量但卻非常強力的化學物質，掌管全身各細胞的活力。荷爾蒙就如同機器的電流，沒有通電的機器只是一堆金屬的組合罷了。人體也是一樣，如果沒有荷爾蒙在各細胞的作用，身體也只是個沒有功能的肢體而已，那就是為什麼缺少生長荷爾蒙的孩子長不大，缺乏甲狀腺荷爾蒙的人代謝功能會衰退，沒有女性荷爾蒙的婦女女性特徵會消失。

荷爾蒙更是情緒表現如喜怒哀樂等的控制者。可以說，缺少荷爾蒙的話，即使身體有再好、再均衡的營養素都不能發揮作用，也不可能有健康的身體。不僅如此，荷爾蒙彼此間的相互平衡也非常重要的，而這樣的平衡也與食物有重大的關連。

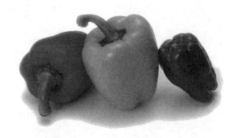

1. 返老還童的希望

① 少少的荷爾蒙，大大的功能

荷爾蒙是由內分泌腺體分泌到血液中一群具有很大生物活性的分子，可經由血液輸送到身體每個細胞，因此荷爾蒙對身體的影響是全面性的。

這些荷爾蒙彼此有互相關連的作用，主控人體的運動、代謝及思想的功能，可以說身體每個重要的功能均由這些荷爾蒙來調節。非常小量的荷爾蒙就會在體內產生很多的變化，如人在緊張時腎上腺荷爾蒙會快速分泌，產生巨大的力量，由此可知荷爾蒙的能力的強大。

每一個人隨著年齡的增加，身體的四個主要荷爾蒙將持續的降低。這些荷爾蒙包括：1.人類生長激素(Human Growth Hormone,HGH)，也叫成長激素。2.DHEA，腎上腺分泌的最主要荷爾蒙。3.褪黑激素(Melatonin)，由腦下垂體分泌。4.性荷爾蒙，男性是男性荷爾蒙，也稱睪丸激素（Testosterone），女性是女性荷爾蒙，也稱雌性素（Estrogen）。

荷爾蒙濃度在40歲以後會很快速地降低。據估計，一個正常的成年人，到70歲時，荷爾蒙濃度會消失大約80%，在心臟病、中風、老人痴呆症、癌症等老年慢性疾病患者身上濃度更低。姑且不論荷爾蒙的補充是否會增加老人的壽命，但是毫無疑問的，荷爾蒙的增加，將使這些老人的生活更舒適，且更有信心來面對生活。

② 荷爾蒙大革命

住在佛羅里達的一位叫卡爾‧愛佛瑞特（Carl Everett）的患者，現年70歲，是個很成功的股票經紀人，體力好，很活潑，喜歡運動，每天在海邊跑兩公里，喜歡潛水、爬山。

很多認識他的人都驚奇於他一個70歲的人還像二、三十歲的人一樣那麼有活力。

原來他從60歲起，就開始接受生長激素的治療。那時他整個人體力很差，記憶力減退，容易疲倦。血液荷爾蒙測試，發現他的生長激素濃度非常低。於是開始接受生長激素的注射，一直到現在。他從不間斷的定期檢查與補充荷爾蒙，保持血液中生長激素的濃度在30歲時的6、70％，比同年齡的人高出一倍，因此可以維持很好的活力，享受健康的人生。

這種藉著補充荷爾蒙，防止老化，恢復青春的方法，醫界稱為「荷爾蒙革命」（Hormone Revolution），或荷爾蒙補充療法（HRT）。

③ 補充荷爾蒙使老人活得健康又快樂

人類老化的一個重要因素，是因為我們身體裡面內分泌腺體分泌的荷爾蒙的失調、減少或消失而引起的。

第一個被用來治療因老化引起身體不適的荷爾蒙是女性荷爾蒙。

研究顯示，補充天然女性荷爾蒙可以幫助很多停經後的女性度過一個沒有痛苦的停經後的生活，恢復健康的骨骼，避免

更年期引起的許多症狀。

　　以前醫師們所擔心的因補充女性荷爾蒙而引起的癌症發生率，都是因為服用化學合成的女性荷爾蒙；同時，幾乎所有的研究報告都顯示，服用天然女性荷爾蒙的停經後婦女，她們的日子比一般沒有服用的女性過得快樂，壽命也更長。

④ 適時補充荷爾蒙，留住青春

　　荷爾蒙消失的原因仍舊不明。醫界分析，可能是人體內有一個早已被設定的無形時間規律，時間一到，即使是生活沒有壓力、吃得很營養、做規律運動、感覺很健康的人，內分泌腺體也不再分泌荷爾蒙。就好像太陽從早上出來，到了傍晚就要下山一樣，我們的荷爾蒙也是如此，從高濃度的分泌時段逐漸消失。

　　而最令人感興趣的是，這些荷爾蒙與老化的關係。因為醫界發現，藉著補充這些荷爾蒙似乎可以留住我們的青春。

　　人類在青春期到25歲左右是體力、活力最充沛的時候，似乎有用不盡的精力。25歲以後，就會慢慢覺得體力漸不如以前，肌肉也不如以前強壯。到40歲以後，發現真的是不再那麼年輕了，以前可以做的事，現在卻覺得力不從心了。到了50歲，終於領悟到，已經步入中老年的階段，因為無論在行動、思想、記性方面，似乎都大不如前，而感嘆時不我予。

　　這種現象除了我們前面提到的老化原因以外，另一個重要因素就是因為荷爾蒙的分泌慢慢減低了。不過，荷爾蒙的減低對每一個人的影響有程度的差別，有些人可能有先天的潛能，

甚至6、70歲以後，體內荷爾蒙的濃度還比一般人高出很多。

　　一個25歲的年輕人，其男性荷爾蒙的濃度大約在800到1100mg/dl之間，隨著年齡的增加，濃度逐漸下降，但減低的速度各人有異，有人到70歲時仍維持在700mg/dl，而有些人則只有200mg/dl或更低。臨床顯示，大部份50歲已上的男性，男性荷爾蒙的平均濃度低於400mg/dl。如果能把男性荷爾蒙的濃度提高到500～800mg/dl左右，一般的人都會覺得很有活力、精神很好。但不建議把濃度提高到800～1100mg/dl，以免發生危險。

　　另外一個需要男性荷爾蒙的原因，是當你性功能消失，或性無能時，男性荷爾蒙的補充會有很奇妙的功效。當然，性功能的消退有很多原因，男性荷爾蒙的補充治療只是其中之一。

　　所以，如果將人體內的荷爾蒙補充到25歲的程度，理論上生命力將會重新恢復，臨床實驗報告也都指出，補充足夠的荷爾蒙，幾乎每個人都發現他們更有活力、更有精神，相信自己會更長壽。動物的實驗也證明，補充荷爾蒙可以延長動物約30%的生命，人類能否因補充荷爾蒙而多活30%的生命，尚待證實，但是能改變生活的品質及健康卻是絕對的。

⑤ 補充荷爾蒙，違反自然？

　　也許有人會問：「這樣做是否違反了自然呢？」因為根據自然律，荷爾蒙會隨著年齡的增長而降低的。

　　在20世紀，醫學有很多的進展，包括抗生素的發明、預防注射的接種，及傳染性疾病似乎都被控制了。20世紀中期，外科手術的進步，也使人類免於很多意外傷害的死亡，更重要的

是心臟移植、肝臟移植等器官的移植，如果
也算是違反自然的話，補充荷爾蒙也是違
反自然的方法。如果可以接受這些現代
科學來延長壽命的方法，包括抗生素、
外科手術、器官移植等，那麼補充荷爾蒙
也是可以接受的。同時，因為我們並非違
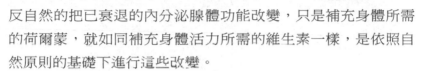
反自然的把已衰退的內分泌腺體功能改變，只是補充身體所需
的荷爾蒙，就如同補充身體活力所需的維生素一樣，是依照自
然原則的基礎下進行這些改變。

　　如果人類壽命的基因潛能是到120歲，那麼靠著補充荷爾蒙
來延長壽命及增進健康將是合乎邏輯，也是合乎自然的。

⑥ 服用荷爾蒙須經醫師指示

　　我們無法改變老化的過程，但是我們可以延緩老化的過
程，還可以把老化所帶來的身體的不適，借著荷爾蒙的補充減
到最低。同時，很多的科學研究顯示，如果在醫師的監控下，
荷爾蒙治療引起的副作用是非常低的，相對因缺乏荷爾蒙對健
康產生的影響來看，是一項利多於弊的措施。

　　所以，如果未經醫師指示，服用荷爾蒙補充製劑是很危險
的。但是，即使經過醫師的指示，也必須經過抽血檢驗等相關
檢查，了解血中荷爾蒙濃度，才能依照個別情形做適當地補
充。這一點，讀者必須相當注意。

2. 中年危機不再──男性荷爾蒙

使用男性荷爾蒙（Testosterone）來恢復青春的治療方法，早在19世紀就有醫師的報導。

1889年的6月1日，一位72歲的法國生理學家達溫‧席括醫師（Dr. Drawn Seguard），就將動物的睪丸粹取物注入自己的身體，即後來所謂「男性荷爾蒙」，讓自己看起來仍然很強壯。同時，臨床研究顯示，幾乎沒有例外，所有在7、80歲精神、體力仍維持非常好的男性，體內的男性荷爾蒙的濃度都可以達到3、40歲男性的水準。

男性荷爾蒙的補充療法，在近幾年來已漸漸被醫界瞭解及重視，並用來做為防止人類老化的補充品。研究顯示，一個正常的男子到了70歲時，體內男性荷爾蒙的濃度約只有他們25歲時的50%而已。所以，年過中年的男士，體內男性荷爾蒙濃度低於同年齡標準時，適量的補充男性荷爾蒙可使肌肉力量增加、減少骨頭疏鬆的程度、增加活力及體力、記憶力及性功能也都有顯著恢復。

男性荷爾蒙與女性荷爾蒙不同之處在於，男性荷爾蒙在男性的體內是隨著年齡而緩慢下降的，女性荷爾蒙則是在女性停經後急速下降。另外，女性體內男性荷爾蒙濃度也只有男性的1/10而已。

① 不當的使用

本書所說的荷爾蒙補充是針對那些上了年紀的人，為了維持荷爾蒙濃度在35歲到45歲的之間的水準，所給予補充的治療，而嚴禁給予有正常濃度男性荷爾蒙的男性補充任何男性荷爾蒙。

但在美國，大約有7%，年齡在15～30歲的男性，藉著服用男性荷爾蒙來增加他們的肌肉力量及體力，運動員使用的情形尤為普遍。這是個違反自然且非常嚴重的問題，因為過量的男性荷爾蒙會造成身體很多副作用。

② 男性荷爾蒙解決中年危機

中年危機（Midlife Crisis）一般是指，男性到了中年，因為親子問題、失業壓力，或婚姻的挫折等環境因素引起許多情緒上、心理上、生理上的變化。

許多案例都出現情緒激動到想自殺、體力大不如前、對事業的衝勁減低、對熬夜或運動的忍受度愈來愈低、性功能也顯著的降低等問題。總而言之，有中年危機的男性對生活幾乎沒什麼熱情了。臨床研究顯示，上述男性體內的男性荷爾蒙濃度都相當低。

曾有中年男性案例顯示，因為出現過敏、背痛、沒有活力等症狀，同時驗血報告、心臟、肺臟的檢查似乎也都在正常的範圍內，醫師及本人只覺得是老化的速度比別人快，但後來檢驗身體各種荷爾蒙的濃度，發現濃度比起同年齡的人低很多，

在補充男性荷爾蒙後，又重新變得既快樂，又有活力，對生活也恢復熱情。

這是因為男性荷爾蒙是一種多功能的荷爾蒙，與身體的任何生理功能幾乎都有關係，是整個身體活力的來源。

③ 男性荷爾蒙使人類返老還童

古代的中國人及埃及人，曾經流行所謂的天然療法，即將動物的生殖器官，如鹿的生殖器官及驢子的生殖器官，泡在酒裡面，喝這些酒，治療疾病，尤其是性功能障礙。這也是一種利用生殖器官的粹取物來治療疾病的方式。

直到1935年，一位荷蘭醫師才從男性的生殖器官裡面分離出男性荷爾蒙，並了解其化學構造。從此，男性荷爾蒙能夠在實驗室裡合成，用以治療性功能障礙。直到1980年代以後，科學家才漸漸發現，男性荷爾蒙對中年以上的男性，甚至於女性，是很好的返老還童的荷爾蒙補充品。所以，醫界大膽預測，在21世紀，人類的壽命將會因為科學及醫學的發達而大大增加，100歲以上的老人將比比皆是，這些人的健康有賴於藉補充男性荷爾蒙來維持。

④ 如何補充男性荷爾蒙

補充男性荷爾蒙可分口服、擦拭，或注射等三種方式。

口服的男性荷爾蒙大部份較不易被吸收，而且會在肝臟代謝成沒有作用的代謝物，在體內停留1～2小時就排泄掉。醫界發現，另外一種化學構造為Methyl Testosterone的男性荷爾蒙，

可以有效的被身體所吸收，在體內可以停留一段長時間，但是效果不是很好。

注入體內的男性荷爾蒙會在血管裡慢慢的釋放出來，可以維持三個禮拜。三個禮拜打一針，就可以使體內的男性荷爾蒙得到補充，而且很穩定，每次注射100到200毫克。但唯一的缺點是這種藥非常濃，因此需要大針孔的針，注射處會痛，很多人不喜歡。

一般來說，將男性荷爾蒙的藥膏擦在皮膚上，是最有效也比較合乎男性荷爾蒙分泌形態的方法。因為皮膚吸收的效果非常好，可以在體內維持相當的時間，但是需要每天擦抹。一般會抹在睪丸下部皮膚較薄的地方，或是大腿內側，加上按摩，吸收效果最好。因為睡覺時是男性荷爾蒙分泌最多的時候，年輕的男性在晚上睡覺時會有勃起的現象，所以塗抹時間最好在晚上入睡前。

另外，也有些醫師利用小手術把袋裝男性荷爾蒙植入臀部，讓它每天慢慢釋放出來，可以維持六個月，但是一般人不喜歡這種小手術。

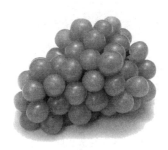

3. 女性福音——女性荷爾蒙

　　是不是每一位進入更年期的女性，都會因卵巢失去功能不再分泌荷爾蒙，而有所謂的停經症候群呢？這種停經所造成的身體的不適可避免或改變嗎？是不是每一個停經的女性，皮膚都會失去彈性，開始有許多縐紋？她們的骨骼是否會失去許多鈣質，骨質變得疏鬆，而減低運動能力呢？是不是她們的脊椎要慢慢的彎曲？她們的性慾需要減低？她們的情緒要有很大的變化？她們的記性要受到很大的影響？是不是她們都要有臉潮紅，晚上盜汗，心情很憂鬱的現象？

　　美國紐約時報報導，羅伯特・威爾森醫師（Dr. Robert Wilson）在1963年2月診治一位女患者時發現，這位患者看來只有3、40歲，一切都很正常，皮膚很有光澤、肌肉很有彈性、臉上沒什麼縐紋、骨頭很硬，但這位患者實際上已經52歲，已在接受女性荷爾蒙的補充治療。

　　同時，時至今日，在美國，已經有超過有一千萬的停經婦女使用女性荷爾蒙，今後相信會有更多的女性接受荷爾蒙補充療法。

　　現在醫界已經證明，適當的女性荷爾蒙補充，可以改變女性以前被認為應該經歷的這一段不愉快的日子。當然，這種女性荷爾蒙的補充是有技巧的，且要在有經驗的醫師指示下來服用。不當的女性荷爾蒙補充反而會引起健康的問題。

① 補充女性荷爾蒙是否有副作用

到目前為止，荷爾蒙補充療法最令社會大眾關心的問題是，女性荷爾蒙的補充是否會增加停經後的婦女得癌症的機會？

經過這幾十年的研究，荷爾蒙的補充，尤其是女性荷爾蒙的補充，可以顯著延長女性的生命。

1996年1月，美國艾力克醫師（Dr. Ellinger）在婦產科醫學雜誌發表的研究顯示，經追蹤454個停經後女性發現，其中232人接受女性荷爾蒙補充約17年，死亡率低於44%，也就是從各種死亡原因（包括癌症）統計起來的死亡率少了44%。要注意的是，能避免因補充女性荷爾蒙引起的可能增加的癌症的機會，與所服用的女性荷爾蒙的來源與成份有絕對的關係。

美國時代周刊（NEWSWEEK），於2002年7月報導，美國聯邦政府，對超過16,000名停經後的婦女服用化學女性荷爾蒙——Premarin，追蹤發現，服用者得到心臟病、中風、乳癌，及血栓的機會比不服用的停經後婦女多很多；而罹患大腸癌及骨折的機會卻少的多。

其結論是，建議停經後婦女不要長期服用化學女性荷爾蒙。

② 補充天然女性荷爾蒙的好處

停經後的婦女有很多問題，包括心跳加快、骨質快速流失、關節痛而僵硬、疲勞、睡眠不好、記憶力喪失、憂鬱、注

意力不集中、情緒起伏不定、躁熱、夜晚盜汗、性器官萎縮、陰道乾燥、性慾降低、乳房痛及萎縮、頭髮乾澀、臉上長毛、皮膚變薄變乾、縐紋、尿失禁、便祕、肚子脹氣等等。

補充天然女性荷爾蒙的好處，除了減低或除掉上面所說的問題之外，還可減低心臟病的發生，減低骨質流失的速度，並可降低罹患大腸癌、關節炎、老人痴呆症的機會。

(1) 降低骨質疏鬆的機會

骨質疏鬆是停經後婦女最嚴重的問題，也是引起死亡的主要原因。女性荷爾蒙的補充，對停經後婦女的骨骼有相當的好處。

女性在25歲以後，每年平均要損失1%的骨質。這是因為25歲以後，身體裡面造骨的細胞（Oseoblast）跟不上骨質被噬骨細胞（Osteorlast）吸收的程度，因此骨質就會逐漸減少。

科學家已經發現，女性在停經後兩種也會嚴重消失的荷爾蒙：雌激素（Estrogen）及黃體激素（Progesterone），可以幫助女性減少骨質疏鬆。

雌激素沒有辦法幫助造骨細胞製造骨質，但卻可以減緩骨質被吸收，而黃體激素可以增加造骨細胞的活力，使骨質的濃度增加。

已經有非常多的臨床研究顯示，女性荷爾蒙，包括雌激素和黃體激素的補充，加上鈣、鎂、維生素D的補充，可以使停經後女性的骨質密度在1至3年的期間增加15～40%。無可置疑

的，這讓停經後的女性不必再經歷到骨頭脆弱、彎腰駝背，及無法運動等因骨質疏鬆引起的毛病。因此，補充女性荷爾蒙，是到目前為止，唯一可以避免女性停經後產生骨質疏鬆的方式。

(2) 避免得乳癌及大腸癌的機會

科學家們發現，如果用所謂的天然荷爾蒙，是不會產生癌症的，相反的，還可以減免罹患乳癌及大腸癌的機會。

1995年，美國國家癌症協會雜誌報導，接受女性荷爾蒙補充的停經後婦女，罹患大腸癌的機會比沒有接受的婦女少了9%。

為了慎重起見，在做荷爾蒙治療時，要確定家庭是否有乳癌的歷史，或是檢查乳房有無任何硬塊。醫師也會建議做乳房攝影，甚至切片。至於子宮頸癌，筆者也建議補充荷爾蒙的婦女每年定期做子宮頸抹片檢查，如果有不正常的子宮出血，則子宮內膜的切片也是非常需要的。

(3) 預防罹患心臟病

另外一個女性荷爾蒙補充對停經後女性的好處是預防心臟病。

停經後的女性，除了產生骨質疏鬆的比率會增加，罹患心臟病的機會也快速增加。停經後的女性比同年齡的男性得心臟病的機會大，停經前的女性比同

年齡的男性得心臟病的機會卻較小。

　　經過幾十年的研究，流行病學專家終於發現，女性在停經後罹患心臟病比率快速增加，是因為女性荷爾蒙急速消失所造成的。美國的哈佛大學及加州大學的實驗顯示，女性停經以後，補充荷爾蒙可以降低50%罹患心臟病的機率。

③ 女性荷爾蒙補充的原則

　　卵巢分泌的女性荷爾蒙包括雌激素及黃體激素，荷爾蒙的補充最好是與卵巢分泌的雌激素及黃體激素一樣的成份與組成，才最自然，不會引起副作用。

　　人體內的雌激素有三種不同的化學構造：Estrone佔10%、Estradiol佔10%和Estriol佔80%，簡稱為E1，E2和E3。其中E1和E2效力（同樣重量所能發揮的效果）較大，但也比較容易造成細胞的變性與增生；E3的效力較低，但卻有抗癌的作用。

　　目前最常用的女性荷爾蒙稱為「Premarin」，是由懷孕母馬的尿液提煉出來。不過，這種荷爾蒙注射到身體以後只會轉化成E2，強度較高，卻也易造成細胞的變性與增生，增加罹患癌症的機會。

　　因此，目前醫界常將這三個成份的雌激素組合，包括80%的E3，10%的E1及10%的E2，這種組合與卵巢所分泌的成份幾乎是一樣的，因此是最自然，不易使身體產生副作用。

　　但是要降低細胞變性增生，防止罹患癌症的機會，還必須加上黃體激素，避免停經後月經再來。另外，單獨使用雌激素有時會造成子宮內膜細胞異常增生，導致子宮癌，黃體激素可

以避免這種情形發生。

另外，值得注意的是，目前常見的女性荷爾蒙「Provera」，就是雌激素與黃體激素的綜合，但是其黃體激素是合成的，而不是天然的，稱為「Progestin」，對老年人的骨頭與心臟的作用，不如天然的黃體激素來得有效。

上述組合配方在一般藥房無法買到，必須由醫師開立處方簽，由藥劑師根據8：1：1（E3：E2：E1）的雌激素比例（總重量2.5毫克），及天然的黃體激素（50～100毫克）混合一起，才是最自然也最好的配方。

④ 奇妙的三合一組合

所謂「奇妙的三合一組合」是指，經由多數的實驗及臨床顯示，雌激素加上黃體激素和男性荷爾蒙（Testosterone）是效果最好的荷爾蒙補充治療組合，對人體的健康幫助最大。

在成年女性體內，男性荷爾蒙濃度約為成人男性的1/10。而女性在停經後，體內的男性荷爾蒙濃度也大約會下降到25歲時的50%。因此，很多醫師也建議停經後的女性要補充適量的男性荷爾蒙。但很多患者會擔心出現聲音變低沉，或長出鬍子等男性化症狀，其實只要適量補充，就不用擔心這個問題。

⑤ 食物的攝取

除了直接利用上述荷爾蒙補充療法以外，很多食物及草藥中也有天然荷爾蒙成分在內，對人體很有幫助。

(1) 豆類

　　研究顯示，豆類食物可以保護停經後的女性免於癌症及心臟病。長久以來，住在中國及日本等亞洲地區的女性，死於乳癌的機會比西方的婦女少。同時，科學家們也發現，婦女停經後產生的身體發熱、失眠、憂鬱、陰道不適等症狀，在亞洲的婦女症狀都較西方的婦女來得輕。

　　經過研究顯示，由於亞洲婦女食用較多的豆類食物，如豆腐、甜不辣、味噌等豆類製品，而豆類製品含有很豐富的植物雌激素，所以食用這些植物雌激素就有如服用女性荷爾蒙製劑一樣，都有改善更年期症狀的效果。研究還顯示，每天食用60克的豆類製品，就足夠使停經後的女性的種種症狀減輕，甚至於可以保護停經後的女性免於癌症及心臟病。

(2) 亞麻

　　另一種植物叫亞麻，含有很多的植物雌激素，也有類似人體雌激素的作用。

(3) 其他植物

　　其他植物如紅蘿蔔、櫻桃、玉米、麥苗、芝麻等植物，都含有不同程度的植物雌激素。這些植物雌激素與人體裡面的雌激素比起來，強度至少差了10倍，而且其分子構造也與人體的雌激素有不同。因此，除非是食用大量的含植物雌激素的食物，否則停經後的婦女不大可能由這些食物來補充足夠的女性荷爾蒙。

　　現在美國很多所謂天然的女性荷爾蒙，都是由一種被稱為「mAXICAN wILD yUM dISCOREA」的墨西哥植物提煉而成，含有很多的植物雌激素。但是這些植物雌激素必須經過某種處理過程，才能成為與人體構造一樣的雌激素。因此，如果你買到這種沒有經過處理的藥膏或膠囊，效果並不好。

　　在中國的草藥裡面也有很多含有女性荷爾蒙。對於女性的疾病，就是由這些含有女性荷爾蒙的草藥所製成的，比較有名的是當歸、黃歧，及人參等；但是，這些草藥對人體的作用僅止於調理女性經期不順，或是停經後引起的身體不適，真的要達到口服製劑的效果是不大可能的。

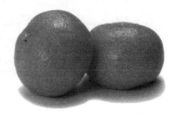

4. 不老的妙藥——生長激素

　　1991年，美國威斯康辛大學的研究小組，由丹尼爾・瑞德曼博士（Dr. Daniel Redman）領導下，做了一個革命性的實驗，在新英格蘭醫學雜誌上（New England Journal of Medicine）發表了一篇標題為：「生長激素對於六十歲以上的人的效用。」的研究結果。

　　這個實驗以21個60歲以上、沒有疾病的老人做實驗對象，補充足夠的生長激素，血液濃度維持在三十歲的人的水準。幾個月後發現，這些老年人開始長出肌肉，皮膚變得比較健康，骨頭變得較硬。同時，也發現這些老年人的脂肪比例也降低許多，肝臟、脾臟、腎臟等隨著年齡增長而縮小的內臟器官，也因生長激素的補充而增大。經過6個月後，幾乎每個人看起來都年輕了10到15歲。這就是最近幾年來被認為對抗老化有很大貢獻的荷爾蒙之一。

① 功效驚人的生長激素

　　生長激素（HGH）是腦下垂體所分泌，由191種胺基酸組合而成的荷爾蒙。在入睡後的幾小時內開始分泌，但是只在血液循環中停留幾分鐘，就由肝臟轉換成叫「Somatomedin-C」的生長激素代謝產物。這種代謝產物在身體裡可以停留20到24小時，因此在測量體內生長激素的濃度時，是以這個代謝物的濃

度為根據。

　　普通人生長激素的濃度從幼年時慢慢增加，到青春期時達到最高峰，停止生長後，生長激素濃度就開始下降。20到40歲之間，大約維持在緩慢降低的濃度。一般來說，每4年會降低4～15%，但是到60歲以後，一般人只有25歲時的25%濃度而已。

　　生長激素幾乎是身體任何細胞生長及代謝所需要的。細胞的再生，細胞受破壞以後的修護工作，以及骨骼的成長與力量、腦部的功能、酵素的產生、頭髮、皮膚等的完整性，都有賴於生長激素。同樣的，當你到達青春期、成年之後，如果體內的生長激素因某種原因而消失太快，雖不致於像小孩子那樣長不大，但是會覺得你的體力、活力比一般人差很多，老化速度也比一般人快。

　　曾有病例顯示，一位診斷出有腦下腺癌的50多歲男性，在手術拿掉腦下垂體及腫瘤後不到一個禮拜的時間，開始出現全身無力、記憶力減退、每晚需要睡12小時、白天也要睡2～3小時等症狀，完全沒有手術前的活力充沛，但經過生長激素補充治療後，兩個禮拜的時間，體力、活力都恢復過來，現在仍舊定期服用生長激素，依然很有活力地享受他的人生。

　　我們相信，使用生長激素來改變及減緩人類老化的方式，將會在醫學界急速的發展出來。但是因為生長激素價錢非常貴，不是一般民眾所負擔得起的。儘管人們知道這種荷爾蒙對老年人很有幫助，但是如果每個老年人都服用這種生長激素的

話，代價將會非常高。

一般來說，上了60歲年紀的人，若要補充足夠的濃度的生長激素，一年大約要花費2000元美金。所以生長激素的補充，在可見的未來，如果價錢沒法降低，可能就還是僅止於那些企業家等有錢人才負擔得起的抗老化、返老還童的荷爾蒙補充品。

以下摘錄一些超過10年的臨床實驗報告，顯示生長激素對老年人的好處：

· 增加老年人的肌肉。

· 減少體內脂肪。

· 增加皮膚光澤。

· 減少皮膚縐紋。

· 增加運動量及運動耐力。

· 增加肺的功能。

· 幫助睡眠時眼球快速轉動時段 （REM,Rapid Eye Movement）的增長。

· 增加體力。

· 增加腦神經功能，減少退化性的老人痴呆症、帕金森氏症等。

· 增加記憶力、增強頭腦清晰度。

· 增加胸腺的體積、增強免疫力。

· 增加免疫系統的免疫細胞數目。

· 增加壽命。

· 幫助一些因年齡而縮小器官的再生，包括肝、腎、脾臟

等。

· 使膽固醇的濃度恢復正常。

· 使指甲及頭髮增加力量及光澤。

· 加速開刀或受傷後傷口的癒合。

②生長激素分泌過量的問題

醫學上所說的生長激素過量，在小孩來說，因腦下垂體長瘤而產生過多的生長激素的小孩子會成巨人症。目前所知的世界最高的人叫羅伯特‧瓦得樓（Robert Wadlow），就是生長激素分泌過量，曾長到8呎11吋，十幾歲時即死亡。

成年以後，生長激素分泌過多時，會造成肢體末端肥大，如耳朵、手指、腳趾都變得肥大。這是因腦下垂體長瘤，導致生長激素分泌過量所引起的。至於在生理劑量下補充生長激素，是由醫師監督，不會有這些副作用。

補充體內消失的濃度，在醫學上叫做給予生理上的劑量（Physiological Dose），也就是說給予身體任何年齡自然產生時的最高劑量；如果補充超過一個人一生可能的最高的濃度時，就叫生理過量（Pharmacological Dose），就會產生很多副作用。

③副作用

些微的水腫、血壓高一些、血糖稍高等是生長激素分泌過量常見輕微的副作用，但這都是發生在沒有醫師監控之下，患者未遵照醫師的吩咐，服用過量所引起的。

服用生長激素後，肌肉增加，體內水份也會增加一些，但

還未能稱之為「水腫」。實驗發現，太高的劑量的確會引起一些水腫，但是如果每個禮拜使用少於16單位，很少會有水腫的，這也是目前醫界所使用的劑量。

至於高血壓的患者，雖然血壓會升高一點點，但建議，如果血壓已經用藥物或飲食控制住，仍舊可以服用生長激素。

另外一個可能的副作用叫「腕隧道症候群」（Carpal Tunnel Syndrome）。服用生長激素的人，一般的肌肉會增生，蛋白質的合成比較多些，腕關節上面有一條有很多神經經過的筋會腫大，壓迫到神經，造成手臂麻痺，或是比較乏力，但是劑量減低後，症狀馬上就會消失。

另外，可能會使血糖稍高。但臨床顯示，未超出生理劑量是不會引起血糖增加的，因此對糖尿病的患者也很合適。

④ 生長激素補充原則

生長激素一般補充原則為，補充到一個人25歲時的70%左右的濃度，既安全且少有副作用。年輕人在15～20歲時，濃度是300～450ng/ml，50歲以後，這個濃度就降到200ng/ml以下，甚至於低到30ng/ml以下。

一般來說，每禮拜一次，補充4單位的生長激素，4次以後，大部份生長激素濃度就可以提高到250～350ng/ml。當然還需要根據各人的體重，及當初測量的生長激素的濃度多少來做決定。

50歲以上的患者，只要生長激素濃度能維持到150～200ng/ml，體力、耐力都會增加，很多老化的症狀也會消失。

　　很有趣的是，每個人對這種注射的反應程度，也就是他們感到體力、耐力及活力增加的程度，各有不同。舉例來說，生長激素濃度30ng/ml的患者突然間增加到100ng/ml，活力會迅速增加；但是，若由200ng/ml增加到300ng/ml，感覺則不會那麼明顯。也就是說，生長激素的補充，對一個人的反應是以他本來濃度的倍增數目來決定。

　　在美國，生長激素大部份是由大腸桿菌經過某基因的移植，進入培養基，促使大腸桿菌繁殖，產生與人體腦下垂體分泌的一樣含有191種氨基酸的生長激素。再經過分離過濾，把這種生長激素分離出來，就成為與人體所分泌的一模一樣的生長激素。

　　這個分離的過程非常重要，如果在分離的過程中破壞了任何一個氨基酸，或氨基酸的排列方式，將會使生長激素的效用大大的減低。

　　同時，美國製造的生長激素因為價格昂貴，因此大部份美國的生長激素都是從歐洲進口到墨西哥，再轉到美國，價錢會低很多。

　　有一點要提醒的是，不能單獨補充生長激素，還必須補充維生素和礦物質，或是其他荷爾蒙。

　　運動及飲食也是整個抗老化計劃中重要的環節。任何人在經過生長激素的補充以後，更有體力和活力去運動、注意飲食、享受人生。另外，良好的生活習慣及營養的補充還是非常重要的。

　　總之，生長激素是人類老化以後，恢復年輕活力的最強、

最有效的補充品。它不是外來的東西，而是我們身體與生俱來
的內分泌腺所分泌的荷爾蒙。

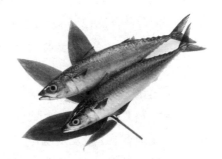

5. 黑暗的荷爾蒙——褪黑激素

褪黑激素（Melatonin）主要是人體腦裡的松果體（Pineal Gland）所分泌的荷爾蒙，另外其他器官如大小腸也會分泌這種荷爾蒙。

近幾年來，由於美國在電視、收音機、或雜誌上的大量報導，使褪黑激素成為美國健康食品的新寵兒。在臨床上，褪黑激素已被用來調整睡眠生理時鐘，促進免疫系統的功能，甚至可預防癌症。不僅如此，科學家還發現它對人體有更多的功能。

褪黑激素的產生與燈光有很大關係。它能維持體內的生理時鐘，讓生理機能維持自然規律。除了防止老化的作用外，褪黑激素還是失眠或睡眠失調者的救星。

褪黑激素從1993年春天起，在美國被允許在健康食品店讓消費者自行購買，不需經醫師開處方，這說明了它的安全性，也引起一些科學家、醫學家的爭論。但是經過大量的人體實驗以後，證實這個褪黑激素是值得大家服用的。大部份的人在服用後都有非常滿意的結果，這些爭論才有了改變。

一天24小時裡，褪黑激素分泌的高低，與燈光的強弱與明暗有絕對關係。當夜晚或黑暗時，松果體的活力以及褪黑激素在松果體的合成和分泌就增加；白天或當眼睛曝露在燈光下時，分泌就減低，甚至無法測量。因此，褪黑激素被稱為「黑暗的荷爾蒙」。

褪黑激素除了對身體的細胞有直接的作用之外，還對身體有其他生理與生化反應，尤其是腎上腺皮質素的生化作用，對身體有更廣泛的影響。

其實把褪黑激素當作是一種荷爾蒙，並不很適當。因為，褪黑激素不只是在內分泌腺體內合成，也可以在其他很多器官組織合成，以及在很多單細胞的微生物或植物裡產生，與我們所說由動物體內產生的賀爾蒙的性質有所不同。

此外，一般的荷爾蒙，都是經過與身體某個器官上面的接受器結合而產生作用的。但是，褪黑激素不需經過這個接受體，就可以與身體的細胞或器官產生功效。

① 褪黑激素與老化的關係

褪黑激素與老化所產生的疾病有關，被當做是抗老化的荷爾蒙，其效果已被證實了。褪黑激素的產生隨著年齡而逐漸降低。在動物的實驗顯示，維持動物體內褪黑激素的濃度在一定程度，不因年齡的增加而減少，則其壽命會延長。

正常人在夜間褪黑激素濃度達到最高，這種分泌型態在進入中年以後改變為早晚沒有什麼差別，是造成老化的重要原因之一。

另外，令人想像不到的是，瞎子因為長期處在黑暗當中，體內的褪黑激素也保持比一般正常的人高，故其壽命也較長。

另外睡眠時的短波睡眠時段（Slow Wave Sleep），是一種很深沉的睡眠（另一種Fast Wave Sleep則大部份會做夢），身體可以完全的休息，也是在這個時候，身體耗損的細胞或器官，或

受到傷害的組織器官得到恢復。

　　褪黑激素能使短波睡眠的時間拉長，因此能使我們的疲倦及受傷的器官組織得到更多的時間來恢復與修補。這種短波睡眠隨著年齡的增加而減少。但如果能維持褪黑激素濃度的話，這種恢復身體器官組織的短波睡眠會增長，身體的器官組織也較能有更多的恢復與修補，也較不容易老化，並能延長壽命。

・睡眠區段及褪黑激素分泌情形說明表

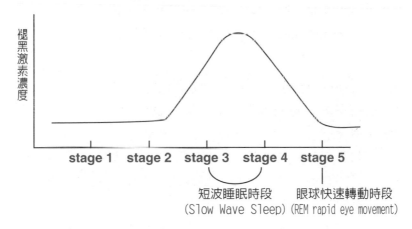

褪黑激素濃度

stage 1　　stage 2　　stage 3　　stage 4　　stage 5

短波睡眠時段　　　　　眼球快速轉動時段
(Slow Wave Sleep) (REM rapid eye movement)

　　褪黑激素能促進細胞染色體DNA的恢復，也是很強的抗氧化劑，與其他的抗氧化劑作用，可避免身體因自由基的累積而阻止老化。

②補充褪黑激素，可以治療憂鬱症

　　科學家們發現褪黑激素對於維持大腦的正常功能扮演了很重要的角色。

褪黑激素可以穩定中樞神經的放電作用，使大腦的放電和諧而規律。如果松果體被破壞的話，會發現這人的大腦放電很不規則，而容易產生大腦功能失調或癲癇、神經失調等疾病。

褪黑激素與憂鬱症也有關係。研究顯示，褪黑激素與松果體釋放的時間、濃度及情緒有很大的關係。很多的憂鬱症的發生，與褪黑激素分泌的時間不對或濃度不夠有關。即使輕度憂鬱症的人，褪黑激素的濃度在晚上通常也是很低，在醫學上稱為低褪黑激素症候群（Low Melatonin Syndrome）。

藉著補充褪黑激素，可以治療憂鬱症。

③ 調整睡眠形式，調節生理時鐘

低劑量的口服或服用舌下片褪黑激素，對正常人有很好的安眠作用。

實驗顯示，服用褪黑激素睡醒之後會感覺情緒穩定，精神好，而且不會有一般安眠藥的副作用，像嗜睡或頭腦昏沈、注意力不集中等現象。

在褪黑激素的許多功能中，對於幫助睡眠，重新調整睡眠形式，及調節生理時鐘是最有效的，也是被研究最廣泛的。很多實驗顯示，人的睡眠與松果體分泌的褪黑激素濃度有相當大的關係。在人體成長過程中，進入青春期後，體內夜晚的褪黑激素的濃度開始降低，睡眠的品質也隨著降低。老年人體內褪黑激素的濃度與年青人有很大差距，因此睡眠較短，而且品質也差，不易熟睡。

褪黑激素對因搭飛機產生的時差所引起的睡眠失調、精神

不集中、疲累，及生理時鐘被破壞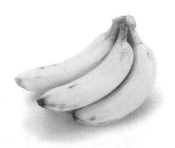
作用。但要注意的是，在飛機起飛時
黑激素，會使時差更嚴重。若在到
達目的地時才吃褪黑激素，則會有
很好的效果。服用量是1～3mg，在睡
前1～3小時服用最為理想。

「Delayed Sleep Phase Syndrome」，是一種特殊型式的失眠，
患者在晚上時沒有睡意，躺在床上也無法入睡，到清晨兩、三
點還很清醒，褪黑激素可幫助他們入眠，約在晚上10點時服5mg
的褪黑激素，可以使入睡的時間提早1至1個半小時。很多時候
在30分鐘內就可以睡著，並且能增加睡眠的品質，在白天也會
有好精神。

對於一些夜貓子，也就是習慣在晚上工作到深夜的人，若
要改變睡眠習慣，同樣可服用褪黑激素來幫助。

低劑量的褪黑激素，約2mg的口服劑，若在晚上5點服用，
會增加晚上的疲倦感，經過一夜的睡眠，隔天會覺得精神好很
多。0.1～10mg的褪黑激素，可使健康男性有很好的睡眠。

褪黑激素若與維生素B6一起服用時，可增加睡眠的品質，
若再與維生素B2一起服用，效果就更好了。

④改善心血管毛病

至於睡覺時呼吸太快，或打呼，或有短暫呼吸停止的人，
醫學家發現，這些人白天都會愛睏，也可能有一些心臟血管方
面的毛病。如果服用褪黑激素，不僅能改善睡眠、體力、也可

以改善心臟血管方面的毛病。

⑤ 治療好動的小孩

褪黑激素也可用來治療因好動，或因頭腦受損而引起好動的小孩，在他們睡前服用2～5mg的褪黑激素，可使他們安睡，而且沒有副作用；幫助改善他們的心情，減低好動的症狀及暴躁的脾氣，集中注意力，並與別的小朋友有較好的溝通，對智力及行為上的發育是有幫助的。

⑥ 褪黑激素與癌症的關係

醫學界發現，在已開發國家癌症的發生率愈來愈高，原因之一有可能是因為接受光線刺激的時間太長，產生所謂的日光污染 （Light Polution），導致體內褪黑激素分泌不足。

原本夜晚時體內的褪黑激素就會增加，但因夜晚人們大多仍在燈光下活動，受到光線的刺激太多，使得褪黑激素「白天少，晚上多」的分泌的型態被改變了，容易導致癌症的產生，尤其是乳癌。

研究顯示，乳癌患者的乳房細胞比正常人多了一種雌性激素的接受器，容易罹患乳癌。而褪黑激素可降低這些接受器的濃度，並減低雌性激素對細胞，尤其是乳房細胞的刺激，故褪黑激素有降低罹患乳癌的機會。

研究顯示，乳癌患者體內的褪黑激素濃度為未患乳癌者的一半。乳癌患者白天的尿裡，含褪黑激素較高，顯示其體內褪黑激素分泌的型態不同於正常人，是「白天多，晚上少」的反

常型態。

　　另外，醫界也懷疑，許多因雌性激素引起的疾病，如子宮瘤、子宮內膜異位、月經前的症候群，可能與褪黑激素的失調有關。

　　同時，由於2/3的攝護腺癌患者身體內褪黑激素分泌的型態有異於常人，而直腸肛門癌患者也有同樣情形。所以，醫界也懷疑褪黑激素與攝護腺癌或直腸癌也有很大關係。

　　臨床還顯示，肺癌引起的轉移接受化學治療時，若以肌肉注射褪黑激素，可穩定病情，增加生活品質。要注意的是，早上注射，會促進腫瘤成長，晚上注射，則會抑制腫瘤成長。

⑦ 最適合的劑量

　　褪黑激素服用劑量每個人不一樣，應由自己來調適，可以由低劑量開始來找到適合的最低劑量。如果服用過量，是不會更有益處的。

　　如果睡前吃1/3顆1mg的褪黑激素，也就是約0.3mg的褪黑激素可以有最好的睡眠，醒來後精神體力也非常好，這就是最適量；但是，如果過量的話，反而容易做夢。

　　建議一般人先服用1mg的褪黑激素，試試看感覺如何，如果還是無法達到很好的睡眠，可以增加到1.5mg，每天增加0.5mg，直到最適合濃度；

如果1mg反而使你做夢很多，那就該減少劑量。要注意的是，褪黑激素應該只在晚上服用，個人的適當劑量各有不同，對褪黑激素的敏感度也不一樣，有人只需0.5mg，有人則需服用10mg，完全根據個人的生理情況而有不同。

對少數的人可能有些副作用，如頭痛、皮膚發疹、肚子不適、做惡夢等，都與所服的劑量有很大關係，只要找到最適當的劑量，就不會再有這些副作用了。

⑧ 自然增加體內褪黑激素濃度及作用

在牛奶及很多植物，如香蕉、甜菜、黃瓜、蕃茄裡都含有褪黑激素或其前驅物質。科學家發現，很多植物裡有一種成份叫Serotonin，是褪黑激素的前驅物，當動物食用含有Serotonin的食物時，褪黑激素的濃度就會提高。因為Seratonin在體內可轉換成褪黑激素，因此一個人的褪黑激素濃度與他所吃的食物有關。

另外如牛奶內含有的某種氨基酸，在人體內也可經由酵素轉換成褪黑激素，這就是睡前喝牛奶可幫助睡眠的原因，因為褪黑激素會促進睡眠。褪黑激素與這些前驅物質不同在於，後者不能溶於脂肪，前者則能溶於脂肪。血液中的物質要能夠到達腦細胞都必須是脂溶性的，所以，褪黑激素可以很容易地經過細胞膜，到達腦部。

一個人褪黑激素的濃度除了與他所吃含有褪黑激素或褪黑

激素前驅物的食物有關外，也與一個人白天的活動量有關。

　　因為，一個人白天的活動量，會影響褪黑激素在細胞或器官的作用，活動量大的人，他身體的細胞對於褪黑激素的接受及反應較強，因此不需很高濃度的褪黑激素，就可達到褪黑激素的效果。這就是為什麼常運動的人，睡眠比較好也比較熟的原因。因此褪黑激素的濃度很重要，而身體細胞器官對褪黑激素的反應也很重要。

　　另外一個非常重要的發現，是褪黑激素在身體作用程度與效果，不完全在於褪黑激素的濃度，最主要的是日夜間褪黑激素濃度的差異。也就是說，如果每天早晚的褪黑激素濃度都維持很高的話，還不如那些白天褪黑激素低，而夜晚才增高的人來得健康和長壽。

⑨ 五個增加褪黑激素日夜濃度差異的方法

(1) 早上起來後，儘量暴露在太陽下，不要再睡回籠覺。實驗顯示，一早起來就在暗淡燈光下工作的人，他們睡眠的品質都不好，也不易活得長久。

(2) 在早晨時活動量越大越好，午睡不要超過半小時。因為白天的活動量會使白天褪黑激素減少，而如果午睡太久，會使白天的褪黑激素濃度增高，降低日夜間褪黑激素濃度的差距，而且午睡應在中午12點以後。

(3) 早餐前運動30分鐘，且盡可能在早上運動，不要在晚上運動。因為，自然的陽光比室內的日光燈對褪黑激素的作用好得多。因此，若在白天運動，會使白天褪黑激素降到最低，

晚上運動就沒有這個作用。

(4) 不要在下午喝咖啡,也儘量不要喝酒,但是喝茶是很好的。

(5) 儘量在白天吃含蛋白質與脂肪的食物,而晚上多吃含澱粉、醣類的食物。因為澱粉與醣類能促進褪黑激素的先軀物質進入到腦部而使頭腦產生更多的褪黑激素。

如果劑量適當,即使長期服用褪黑激素也是非常安全,且沒有副作用的。尤其對於改變時差、想改善睡眠品質,及對那些需靠藥物才能睡眠的人,褪黑激素絕對是最好的選擇。因為任何安眠藥對身體都有很大的副作用,且容易產生依賴性。

⑩不適宜服用者

此外要特別注意的是,懷孕或餵母奶的婦女,建議她們不要服用褪黑激素。因為褪黑激素會影響其他的荷爾蒙,而使懷孕或餵母乳婦女的荷爾蒙產生變化。

褪黑激素也不適合小孩服用,因為還沒有針對小孩子進行詳細而大規模的研究。但是對有睡眠障礙的孩子,經醫師研究是有效的。

至於有自體免疫疾病的患者,科學家建議先不要服用褪黑激素,因為對這種疾病的作用還不清楚。

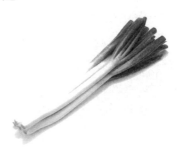

6. 青春之源——DHEA

　　DHEA（Dehydroepidn Drosterone），是由人體腎臟內分泌腺體——腎上腺，分泌的荷爾蒙。

　　DHEA是人體與哺乳類動物體內最多的荷爾蒙，是身體很多功能運作所必需的激素，對免疫系統，尤其扮演著重要的角色。它的濃度可決定一個人是否健康、精神好、體力足。以前在美國，DHEA是需由醫師開處方的藥，現在可以在任何健康食品店買到。

① 荷爾蒙的超級巨星

　　1994年，加州大學聖地牙哥分校醫學院（University of California San Diego School of Medicine）實驗顯示，40歲以上的志願者每天吃50mg的DHEA，服用3個月後，不論在精神上與肉體上都有很好的改變，普遍有體力變好，睡得更深，情緒更穩定，也更能放鬆，更能處理富有壓力的事情等等回復青春的現象。這個結果顯示，DHEA可能是20世紀末減低人類老化速度最大的發現。

　　1996年，透過人體的實驗發現，DHEA對於心臟病、癌症、糖尿病、減肥、紅斑性狼瘡等疾病都有療效，更可以減緩人類老化的速度。所以DHEA有「青春之源」的雅譽，也被稱為「超級賀爾蒙」（Super Star of Superhormone），其重要性不言而喻，

所以DHEA濃度的高低可預測健康程度

研究顯示，DHEA可能是人體用來預測健康或疾病的一個重要因素。幾乎每種疾病的患者，他們的DHEA的濃度都低很多，包括高血壓、糖尿病、癌症、各種免疫缺乏的疾病、冠狀動脈性的疾病。但是如果讓他們服用DHEA，他們的病況就有顯著改善。

腎上腺分泌的DHEA經由血液運輸到身體各部份，在細胞內經酵素作用成為雄性素及雌性素，如同男性的睪丸與女性的卵巢分泌的性賀爾蒙一樣。至於它會變成多少雄性素或雌性素，則視其身體狀況、年齡和性別而定。

DHEA在血液中的濃度隨著年齡而降低。男性一般比女性有較多的DHEA，但是隨著年齡增加而下降的速度是一樣的。男性大約在40歲左右DHEA會減低一半；女性大約在45歲左右減低一半，到80歲時則只有15%而已。

因此很多醫師給上了30歲以上年紀的人，尤其是生活壓力大、工作緊張忙碌、有慢性病或重大疾病的等三類DHEA的濃度容易快速降低的人，服用DHEA，恢復及防止老化現象，並治療疾病。

② 效用

到目前為止，DHEA可治療的疾病愈來愈多。

(1)DHEA可減低因長期壓力引起的症狀

大部份的疾病，可以說是長期的壓力所累積而成的。很

多不同的疾病或器官的疾病，往往是因為先天基因的關係而引起的，再加上後天的施壓，就更容易致病，譬如心臟病、心肌梗塞等。

DHEA可說是人體對於壓力反應的指標。最近的研究發現，年輕軍人在接受訓練時，如果超過八星期，睡眠受到中斷或減少，體內類固醇濃度會降低，DHEA的濃度卻略為升高。這是因為短期的壓力會使身體的DHEA升高，以應付壓力，但是如果壓力持續，DHEA的濃度就會減低，疾病也就會產生了。

年輕人對DHEA的升高、降低是可以適應的。但老年人則不同，如果老年人連續八天睡眠不足，他們的DHEA會降低，而不會升高。實驗證明，如果老年人服用DHEA，免疫系統對抵抗疾病的能力是正常老年人的四倍；換句話說，當老人有了疾病，若身體裡的DHEA濃度增高或服用DHEA，他們的抵抗力會比一般同齡的老人多四倍。

所謂壓力，可能是由於工作忙碌、缺錢、缺少愛、沒有親戚朋友、整天關在家裡……等等原因，所形成的壓迫感。引發的體力弱、心情不好、噁心、頭痛等壓力引起的症狀，常檢查不出原因。DHEA借著它對醣類的代謝作用可減低壓力引起的不適。

我們知道壓力會引起身體很多的變化，包括身體的、化學的、情緒的，及電解質的變化等等。醣類的代謝是決定一

個人對於壓力的反應、壓力強度大小的承受度，及忍受的時間長短的主要因素。

　　DHEA的濃度與所承受的壓力有絕對的關係。一個人在正常壓力下的正常反應，叫警示反應（Alarm Reaction），這時DHEA只是短暫的降低，但很快會恢復正常。然而，當壓力持續太久或壓力太大時，身體開始會產生其他的變化，來應付這持久或較大的壓力，這時DHEA的濃度會持續的降低。所以，一個人如果處於長期的壓力下，或有較大的壓力時，是很難維持血液中DHEA的濃度。正常男性的DHEA濃度應在750mg/dl，女性的正常DHEA濃度則在550mg/dl。一個人在疲倦至極，體力耗盡時，DHEA的濃度一定會降得更低。

　　如果一個男性的DHEA少於180mg/dl，女性少於130mg/dl時，可以很明顯的看出，這個人的生活一定緊張而忙碌，壓力很大。若男性的DHEA在180～350mg/dl之間，女性的在130～300mg/dl之間，可以說這人生活在憂慮中。若男性的DHEA在350～600mg/dl，女性在300～450mg/dl之間，則此人是在輕度的壓力中間。如果男性的DHEA在600～750mg/dl，女性在450～550mg/dl之間，那麼這個人是生活在沒什麼大壓力，或是很能適應壓力，或是對壓力的反應是良性的情況下。

　　由此，我們可從DHEA的濃度看出他生活的壓力狀況。

⑵DHEA減少某些罹癌的機會
　　在世界各地，患癌症的人愈來愈多，環境污染、抽菸、營養不良、生活壓力太大等都有可能引起癌症。

　　研究發現，癌症與DHEA的濃度有關。因此，口服DHEA可幫助癌的消失、或延長患者的生命，所以保持正常的DHEA的濃度，得癌症的機會就會變少。但是對於乳癌、卵巢癌、攝護腺癌等，並沒有數字顯示DHEA對這些患者有什麼好處，所以醫師大都不建議這種患者服用DHEA。

(3) DHEA對類風濕性關節炎、牛皮癬、紅斑性狼瘡有效

　　免疫性的疾病，尤其是上了年紀的患者，包括類風濕性關節炎、紅斑性狼瘡、肌肉硬化、多發性硬化等免疫系統的疾病，到目前還沒有治療的方法。

　　但是DHEA的補充對這些患者很有幫助，比任何其他藥物都有更好的效果。有一個50歲的婦女得了紅斑性狼瘡，每天服用20mg的類固醇藥物，服用三年，產生很多副作用，DHEA濃度低於100mg/dl；但每天服用DHEA 200mg，6星期後，類固醇引起的酸痛、睡不著等毛病也都一一消失了，就不再需服類固醇的藥了。

　　加州史丹福大學醫學中心曾做過一個實驗，給10個患紅斑性狼瘡的女性患者，每天服用200mg的DHEA。三至四個月後，大部份的患者發現，她們骨頭的疼痛、關節的腫脹、皮膚的紅疹、口腔的潰爛都有顯著的改善。她們所需的藥物治療也減少了，而且沒有副作用，因此證實DHEA對紅斑性狼瘡有治療

效果。

⑷DHEA對治療糖尿病有效

DHEA可增加細胞對胰島素（Insulin）的敏感度，因此可減低糖尿病患者的血糖濃度，對於成年型的糖尿病，尤其是在早期發生時，服用DHEA是最好的治療選擇。因此，任何人被診斷有成年型糖尿病時，測量血中的DHEA濃度，男性低於750mg/dl，女性低於550mg/dl，應馬上服用DHEA，其效果比服用任何胰島素都好。

⑸DHEA對依靠類固醇來控制病情的患者有效。

我們知道，很多疾病要靠類固醇來維持其功能，比如腦或脊椎傷害引起的腫大，或因某種干擾引起的休克、動脈發炎、免疫疾病等，都必需用類固醇來治療。

類固醇有很多副作用，但科學家發現，當患者同時服用類固醇與DHEA時，他們的疾病會得到更好的控制，類固醇的需要量也降低了。

醫師也發現，任何需要長期服用類固醇的患者（如經過器官移殖的患者，一輩子都需要吃類固醇的藥，以避免抗藥性）如能加服DHEA，往往會有很好的效果，相對類固醇的藥量就減低很多。

有些特殊患者需要2000～4000mg的DHEA來改善他們的情況，但是大部份的疾病只要每天100mg就可以得到控制。

⑹DHEA有助於減肥

肥胖在文明國家是非常普遍的，DHEA可增加脂肪的代謝，因此有助於減肥，尤其是對那些超過200磅的患者。醫界發現，有些人吃減肥藥只能減輕30%的體重，如果同時服用DHEA，則可以減輕65～70%的體重，而且減輕的重量是脂肪，不是肌肉。

(7) DHEA對治療憂鬱症有效

醫界發現，DHEA對憂鬱症的患者很有效，一天服用30～90mg的DHEA，就可以使患者的精神和情緒好很多。患有憂鬱症的人，幾乎沒有一個DHEA的濃度是正常的。反之，一個有正常DHEA的人，很少會憂鬱的。

(8) DHEA濃度高，罹患心肌梗塞的機會就減少

DHEA的濃度與很多疾病，包括冠狀動脈等疾病的發生率成反比。也就是說DHEA濃度低，這些疾病的機會就增加；反之，DHEA濃度高，這些疾病的機會就減少。

科學家們發現，很多心肌梗塞的患者，他們DHEA的濃度都很低。

③ 服用時機及原則

必須由醫師檢查你體內DHEA的濃度，來決定你每天該服用多少，或是看你的病況來決定劑量。

如血液中DHEA的濃度少於

180mg/dl（女性）或220mg/dl（男性），或有心臟病、類風濕性關節炎、免疫系統的毛病、某種感染，或需動很大的手術等問題，應馬上服用DHEA，讓血液DHEA濃度達到女性400～450mg/dl，男性600～650mg/dl的水準。

每日劑量大約在50～250mg之間，最好每隔一段時間就做一次DHEA濃度檢查。一般在3、4個月後，DHEA會恢復正常，因此4個月後，應慢慢減少DHEA的服用量，最好在2～4星期內完全停掉，停掉後一星期再驗血一次，如果濃度恢復正常，則要靠你自己減低生活壓力，以維持正常的DHEA。

1996年開始，美國將DHEA分類為三類藥品，可以在健康食品店購買低劑量的DHEA，超過50mg的還是需由醫師開立處方，台灣則必須依照醫師指示服用。

DHEA並不一定需要長期服用，當你的DHEA已補充到正常濃度時，就要靠健康的正常生活來維持其濃度。但如果非常忙碌，緊張、壓力很大的人，就可能需要經常服用小劑量的DHEA幫助維持健康。

④ 副作用

通常醫師將安全度分為短期的──服用數天至1、2星期，和長期的──服用數星期至數年。

幾乎所有醫學報告都說服用DHEA1天至4星期，對健康的人是沒有任何副作用的，只有少數的人會長青春痘。至於長期服用，如5年、10年等，到目前為止尚未有任何明確的報告。因此，如果要服用DHEA一個月以上，最好能徵詢醫師的意見，而

且最好是開過DHEA處方的醫師。相信再過幾年,會有長期服用的療效或副作用的報告出來。

⑤ 注意維持體內DHEA的濃度

除了直接服用DHEA外,科學家發現:運動員、比較沒有壓力的人,DHEA的濃度較高,因此減輕壓力,增加運動,是可以增加DHEA的濃度的。

在美國,有些機構發現,經由針灸或電流刺激穴道可以增加血液中DHEA的濃度。在9000個患者中,用電流刺激人體12個穴道,每天30分鐘,可促進腎上腺分泌DHEA。大部份的人,尤其是在台灣或美國,生活充滿壓力,長期下來形成的慢性壓力遠超過所能承受的,使體內DHEA濃度日漸降低,導致疾病。

現代人的通病是壓力太大,或是長期處在壓力當中,使得身體承受不了,年紀一大,DHEA的濃度就降低,各種疾病就產生了,所以DHEA對那些有壓力、30歲以上的人是非常有幫助的。任何可減輕壓力或增加體內DHEA濃度的方法對你都是好的,可幫助你維持一個健康長壽的生活。

適當的運動、適當的飲食、適當的調劑等自然的方法來維持DHEA的濃度是最重要的,也是最好的。但是如果沒有辦法建立一個健康的生活型態的話,那麼就要藉助口服DHEA了。

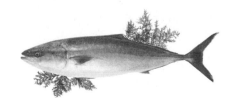

7. 活細胞療法

1996年底，醫學界發表了關於複製動物的研究結果，震撼了整個醫學界。科學家利用細胞繁殖的方法複製動物的器官，已經成功地複製動物的耳朵、腳、內臟等器官。

這個新方法和以前只能依靠同類動物器官移植，維持該器官的功能相比，相差了十萬八千里。現在不需移植器官，只要靠著取自同種動物身上的器官細胞，及器官裡特有的化學組成物質，注射到同種動物身上器官，就會引起該器官細胞的再生與複製，可以百分之百重新恢復功能，這就是所謂的活細胞療法（Live Cell Therapy）。

舉例來說，如果肝臟不好，可以將同種或不同種類動物的肝細胞，及肝臟裡面的化學成份，注射到人類的肝臟，就可引起那些壞死的肝細胞複製繁殖，再生出新的肝細胞。

①活細胞療法使人返老還童

活細胞療法的特點，就是可以避免疾病的產生，以及避免老化。藉著注入細胞到身體裡面，可以引起細胞組織的再生能力增加，達到避免老化、退化的目的。因此，活細胞療法不僅有治療功效，還可以避免老化。這就是為什麼最近很多人跑到日本、瑞士去打所謂的胎盤素、胸腺素等，希望避免老化或返老還童的原因。

這種活細胞療法在歐洲的瑞士、德國、法國等國非常流行，但是在美國及亞洲還不是很清楚。因此，醫學界也抱持著觀望的態度。

目前，在歐洲已經知道超過100種的細胞療法的製劑，同時，還可以根據個人的疾病混合出多種製劑。舉例來說，將由心臟、脾臟、肝臟細胞提煉出來的混合粹取物，注射到身體裡面，細胞會主動找到相似的細胞，如肝細胞跑到肝臟、心臟細胞跑到心臟、腎臟細胞跑到腎臟，可以同時促進二個器官的再生及活力。因此，這個方式不僅治療有毛病的器官，同時還包括可能會引起這個毛病的其他器官，是一種混合治療的方式。

在歐洲及瑞士，幾乎都是利用小牛身上器官提煉出來的細胞，及器官裡面所含的組成物質，經過過濾、消毒、除去任何可能造成過敏或對身體有害的物質，濃縮成液狀的製劑。在歐洲，已有超過40年的歷史，效果非常好。醫學界估計，再過1、20年活細胞療法，將是人類醫學界最重大的突破。

最早發明活細胞療法的是一位德國的朗瑞醫師（Dr. Theurer）。他認為，人類或動物大部份的疾病都是因為特殊的細胞構造，或細胞分子的變化，以及細胞數目的減少所引起的。因此如何使這些受到破壞的細胞改變過來，最好的方法就是提供可以合成更多健康細胞的組成或細胞，促使該器官細胞能再生複製，克服細胞被過度破壞導致的疾病。

　　朗瑞醫師還發現，這種細胞治療的方式是藉著粹取同種動物身體器官的分子構造，這分子構造包括細胞及儲藏這細胞的蛋白質、脂肪、醣類等，當這些細胞注入到另一個體時，就會自己產生新的細胞。但是最值得注意的問題是，這些由動物或人體內取出的細胞注入不同的個體時，是否會產生免疫方面的問題？經過2、30年的研究與實驗，科學家已經可以藉著高科技，來解除這些細胞進入人體產生的過敏問題。

② 活細胞療法所費不貲

　　目前所有的活細胞注射劑都是歐洲，尤其是德國瑞士的藥廠做的，技術非常獨特，一般的藥廠做不出來，尤其是品質的控制更是決定效果的絕對重要因素。價錢不低，但是許多人不辭辛苦，千里迢迢的跑到歐洲，為的就是要注射這種活細胞製品。根據醫學雜誌發表的結果顯示，效果是相當不錯的。只是一般人負擔不起，只能成為有錢人維持健康的方式。

　　目前最常被使用的是胎盤素（Placenta）、胸腺素（Thymus）。這是兩種被認為可以返老還童、保持青春的活細胞製劑。另外，肝臟、胰臟的活細胞製劑也被很多肝病及糖尿病的人所使用。此外，一些可以治療癌症的活細胞對某些癌症的患者也有很大的幫助。這種活細胞不但可以增加免疫系統的功能，對癌細胞的分裂也有抑制的作用。一般來說是以注射的方式，但是最近有經由舌下血管吸收的液體製劑，效果與注射一樣。另外還有口服的，但效果不好，因為這些活細胞很容易經過胃酸的分解而失去功效。

可惜的是，目前在很多國家活細胞製劑沒有被當地的衛生機構所認可，因此長途跋涉到歐美來似乎是唯一的方法。如在美國，必須有醫師的執照及DEA（Drug Enfarcemet Administration）執照的醫師才可以從特定的藥廠買到這些製劑。

③ 補充原則

這種活細胞療法的注射過程一般以一星期為期。第1、2天注射低濃度的細胞注射液，第3、4天注射中等濃度，第5、6天才打高濃度。如果第1、2天患者沒什麼身體不適的反應，第3至第6天才可以繼續打。如果遵照說明注射的話，注射的副作用幾乎是很少的。但若一開始就注射高濃度的話，有時會有一些頭痛、拉肚子等過敏反應。

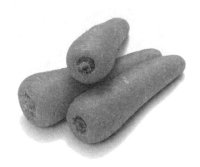

PART 4

洗去體內污穢

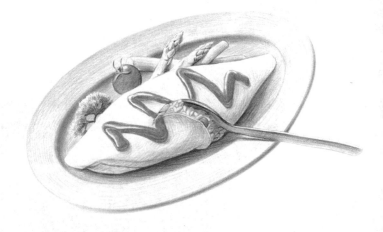

1. 去毒保健康

　　所謂的毒素（Toxin）是指會對身體產生破壞作用的物質，內在產生的或是外來的都是。正常情況下體內少量的毒素會被中和或排泄出去，但是當毒素超過身體所能負荷時，頭痛、消化不良、背痛、記憶力喪失，及憂鬱症等疾病很可能就出現了。

　　去毒的觀念早在幾世紀前就有很多東方的醫學家提倡了，那時人們藉著服用草藥來使身體累積的毒素經由排泄器官的腎臟、皮膚、腸子等排泄出體外。

　　早期的人都是在身體中毒時，藉著排毒而來恢復健康。隨著科學發達與文明的進步，環境愈來愈複雜，不同來源的、從環境中的空氣、水、廢氣以及藥物、酒精、食物來的毒素，都隨時累積在我們體內。現代人的排泄器官已經無法承受愈來愈多的毒素了，因此可以說現代人都「中毒」了。只是量多量少，有症狀或沒症狀產生而已。同時，人體每天經由代謝作用也產生很多的毒素，如果加上情緒壓力的影響，毒素更是可觀。

　　所謂去毒計劃是指，使身體的器官，尤其是含脂肪的器官（大部分的毒素多儲存在脂肪裡），釋出毒素，由排泄器官排泄出去的方式。如果經常覺得疲倦、頭痛、沒精神，一個全身的去毒計劃將能幫助身體恢復平衡，也能使身體衰退的細胞有個更新的機會。大部分的人在接受去毒計劃後，都會有如重新恢

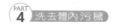

復過來的新鮮感覺。

① 大腸對健康的影響與重要性

(1) 大腸壁上的粘膜可以保護大腸

　　大腸是由肌肉構成的中空管狀腸道，最主要的功能是吸收水份、電解質及一些維生素，並且使消化後的食物及廢物，經「波浪狀的蠕動」（Pcristasis）而排出肛門外。吸收營養及排除廢物的主要作用，在於大腸壁上的　　層可以保護大腸的粘膜，避免酒精、藥物、化學藥品、食物添加物、防腐劑或是消化不完全的食物等對身體不好的物質破壞大腸，或經大腸壁吸收入體內。

　　大腸粘膜被日積月累未排泄出去的糞便，及其中所含的毒物破壞時，吸收營養及拒絕毒素的作用就會受到損害。體內毒素的產生，與大小腸裡的毒素被吸收進入血液的多少有很大的關係，最嚴重的情形是肝性腦病變。這是當腸子裡的氨（Ammonia）太多，由於吃進去的蛋白質消化不好而引起被吸收到血液中，會造成肝臟及腦部的破壞，肝功能失調、腦性昏迷等，這就是很典型的消化道內毒素太多引起疾病的例子。

(2) 大腸內的有益細菌應比有害細菌多4倍

　　在大腸裡面，有超過20種以上的微生物，包括細菌、黴菌等。大部份的細菌對大腸是有益的，主要功用是幫助消化，及維生素K、維生素B群等營養素的合成。腸子消化的

好壞會影響我們的體力，也就是能量的產生。

正常人，在大腸裡面應該有80%～85%的有益細菌群，而只有15%～20%的細菌是有害的。如何維持平衡，也就是達到80：20的比例，是非常重要的。這與我們所吃的食物、生活方式，及適當的大腸清理過程，有絕對的關係。

當腸子裡的有益細菌太少，有害細菌太多時，會使未消化即到大腸的食物，如脂肪酸、胺基酸、醣類等，產生代謝作用，而產生很多氣體、致癌物質及有害的毒素，如Hydrogen，Methane，Carbodiosdie等，這些毒素也同時會使腸子裡面的壞細菌快速的增加。科學家們發現，大腸裡若沒有有益細菌時，糞便就不容易靠著大腸壁的肌肉的收縮而排出肛門。如此，就有很多毒素無法排出。

當我們服用消炎藥、食用不潔的食物、有壓力，以及從環境中吸進體內的細菌時，都會影響大腸中細菌群的比例。例如，很多人吃消炎藥以後，殺死了感染的細菌，但同時也殺死了腸內好的與壞的細菌。當腸內細菌被殺死太多以後，腸內壞的細菌如白色鏈珠球菌，就會很快速的繁殖，因為沒有大量好的細菌來抑制這種細菌，很多人會產生灰指甲、頭痛、消化不好、脹氣、月經痛、過敏、食物敏感、慢性疲倦等毛病。

再者，當消炎藥殺死腸內細菌時，腸內就由酸性變成鹼性，這種鹼性的環境是有利於鏈珠球菌及其他有害細菌的產生的。正常的大腸酸鹼度PH值是5.6～6.9。根據科學的研究顯示，當大腸的P.H值維持在這個範圍內時，身體裡的免疫系統

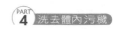

功能會達到最好的狀態。慢性便祕或拉肚子患者，腸子裡的酸鹼度大部份是鹼性的，糞便也會含有未消化的食物及粘膜。

(3) 大腸增生女性荷爾蒙，有害健康

另外一個常見的因素是食用太多的蛋、肉等動物蛋白質，刺激腸子裡面沒有益處的細菌的增生，改變大腸裡的酸鹼度成為鹼性。這些要消化蛋白質的細菌增多時，就會產生很多毒素。

可能有很多人不相信，牛奶或乳類製品會刺激大腸內一種無益細菌稱為「Saprophytic Bacteria」的增生，代謝由膽所分泌的膽汁，分泌多量女性荷爾蒙。這種女性荷爾蒙會經過腸壁而循環到全身，導致癌症等疾病。

唯一根本解決之道，就是除了殺死鏈珠球菌之外，還要在大腸內放入有益的細菌，或是讓這些有益細菌能迅速繁殖的東西。

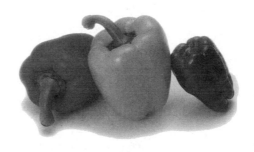

2. 果汁去毒DIY

　　除了最近流行的洗腸方式以外，最新一種不用洗腸而能達到清除體內毒素的方式，是由美國約翰・克里斯多福醫師（Dr. John Christopher）研究出來的「清毒計劃」。這種完全DIY的果汁去獨計劃，可以幫助減輕許多西方醫學無法治療所引起的症狀。研究顯示，很多人在用這個去毒計劃之後，健康因而得到很大的幫助。

① 方法與步驟

　　這個去毒計劃是在頭三天，每天早晨起床就喝16oz（約500cc）的乾梅汁（Prune Juice），最好是百分之百原汁。這種乾梅汁的作用是促使大腸蠕動而使大腸裡面積聚的廢物能乾淨的排除掉，而且可以刺激身體裡其他器官的毒素，跑到腸子裡來，而排泄出去。半個小時後，再喝8oz的蘋果汁。

　　喝乾梅汁或是喝蘋果汁時，注意要讓它在口裡停留幾秒鐘，以便與唾液混合，最好能把果汁當做像吃硬體的食物一樣的咀嚼，使果汁與唾液充分混合，如此果汁能被唾液初步的分解。同時，果汁與唾液在口裡混合時，也同時會刺激腸胃分泌消化酵素，以便果汁在進入腸胃時，已準備好消化酵素，來迎接已被唾液初步分解的果汁，如此果汁就能完全消化。

　　半小時後再喝8oz已過濾的水。如此重複循環，每隔半小時

喝8oz蘋果汁,再半小時又喝8oz水,如此直到喝完176oz(將近5000cc)的果汁和水以後。整天不吃其他東西,到了晚上如果餓了可以吃一個蘋果。

除了上述的蘋果汁清洗以外,有人以葡萄汁,或紅蘿蔔汁代替,過程是一樣的。當然每個人的體重及能承受水份的能力不同,所以如果你體重較輕,或不能喝太多水,就可以適當的減量。但是不建議那些身體有浮腫的人,包括腎臟或肝臟有問題的人用這種方式,因為這些人不能很快的排泄掉水份。

照以上的方法清洗身體的毒素,連續三天,每天還要分3次(早上、中午、晚上)吃1至2湯匙(大約5~10cc)的橄欖油(Olive Oil)。

第四天到第七天,我們建議患者開始吃蔬菜汁或蔬菜水果,最好是沒有煮過的。注意,在果汁清洗的三天以後慢慢吃生的蔬菜水果,如果要吃動物產品,如肉類或乳製品,也要由少量開始,慢慢增加。

② 效果

大部份的人在這三天的過程中,可能會有軟便的現象,有的人甚至會瀉肚子,也有些人會有口渴的現象。這是因為排除的毒素比喝進去的液體還多。有些人皮膚會分泌粘液,小便的次數會增加。這三天估計約有3加崙(約15,000cc)的毒素會由身體的排泄器官,包括大腸、皮膚、腎臟及肺排除出去。這些排除出去的毒素,剛好被15,000cc的果汁所代替,這也是為什麼要大量喝液體的原因。

這種果汁清洗的方式，也會讓身體血液中的酸鹼度趨於鹼性，這正是我們身體健康所需要的。

這種清洗的方式是將全身的毒素排泄出來，因此這三天當中，可能在身體的某個部份會有斷斷續續的疼痛現象，尤其是有很多毒素要排泄的器官，更會有疼痛的現象。

有些人會感覺疲倦、頭痛，或是睏倦，但是這些現象都是暫時的。一、二天以後，你會感覺全身很舒服，體力很好，不需要很長的睡眠就會有很好的體力。同時你會發現你的臉色發亮，精神煥發，有很多人的青春痘、面皰等等都從此消失，以前只能靠化妝品來短暫的去除青春痘的女士，終於不再為「戰痘」而煩惱。

③ 清洗大腸DIY，每年二、三次

這種全身去毒的方式，不是馬上把身體改變得非常好，所以不要期望一次三天的去毒計劃，就可以把全身的毒素全部排出去。一般說來，如果每年有二、三次這種全身去毒的方式，就會有非常好的效果。但是，如果你是非常忙碌、非常緊張、飲食不正常、吃很多油炸的食物，或動物性產品的話，建議你每個月做一次這種三天清洗的計劃。

在整個去毒的過程中，因為食物的攝取很少，也建議患者服用綜合維生素、抗氧化劑、花粉、海藻等天然食物，來補充體內所需的營養素包括維生素與礦物質。

3. 清血治療

清血治療（Chelation）是一種清洗血管壁，以及恢復血管彈性，恢復血液循環，並可清除體內毒素的一種非常安全的治療方式。

在美國，過去五年來，每年有超過五十萬的人接受這種安全、有效、不需住院，卻能在醫生診所完成的特殊療法。因為它的臨床效果，醫師們已承認這種療法的可行性。

① 現代人的血管壁需要清洗

我們知道心臟血管方面的病變包括動脈硬化、高血壓、心肌梗塞等因血管壁硬化，或血管阻塞所引起的疾病。近十餘年來，已成為成長最快速的一種疾病，也是大部份先進國家人民死亡的三大原因之一。此外，還有無數人因為血液循環不良而產生小自手腳冰冷，大至全身沒有活力的症狀。因此，血液循環是否良好及血管是否暢通，引起醫學界高度的重視。

從前，人們都是靠著避免吃油脂的食物，適當的運動，或減少抽菸、喝酒等，來避免血管發生病變。但是因為現代人生活在各種污染的環境當中，加上飲食中富含大量的蛋白質、脂肪，因此很多人的血管壁就像我們的老舊水管壁一樣，裡面附上一層厚厚的雜質，使得血管壁變硬失去彈性，而造成很多血管的毛病。直到最近五年，這種安全又有效，以注射一種特殊

胺基酸到體內，借著它與血管壁的雜質黏著，而由尿液排出的治療方式，已經使很多人的血液循環恢復，而因為血管病變產生的疾病也得到改善。

② 注射EDTA可以治療心血管疾病

清血治療最早是在1950年，美國醫生用注射一種胺基酸的藥物叫EDTA（Ethlene Diamine Tetrabecetic Acid）來治療受到金屬中毒的工人，主要是鉛中毒，或是鐵、銅中毒的病人。

醫生們在治療這些病人時，意外發現注射這種EDTA，還可以恢復病人的心臟冠狀動脈功能，及改善心血管方面的疾病。起初醫生們不清楚，也不相信這種效果。後來經過三十年的研究，醫生們累積了無數的研究報告，發表在美國著名的雜誌上。每一個報告都是對一千至三千名病人的追蹤調查，發現EDTA的注射，確實可以恢復，包括動脈硬化、冠狀動脈阻塞，及血液循環不良等心血管的疾病。

經過多年來的研究，科學家們終於找出了為什麼EDTA可以有效恢復血管功能的原因。其原因及功能如下：

(1) EDTA是很好的抗氧化劑，可以中和自由基。

(2) EDTA是很好的抗凝固劑，可以減低血液在血管裡面的阻塞。

(3) EDTA可以增加細胞膜的穩定度，使細胞膜不易受到破壞。

(4) EDTA可以增加鎂進入細胞，使細胞內的鈣容易滲出，而使血管壁的細胞不容易收縮，引起血管阻塞或減低血液流

量。

(5) 可以去除在血管壁的一些雜質，包
括金屬及附著在血管壁上的斑
點，如膽固醇斑點等。因此減
低血管的硬度，恢復彈性，及
減少血管的阻塞情形。

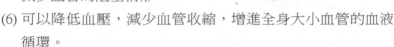

(6) 可以降低血壓，減少血管收縮，增進全身大小血管的血液
循環。

　　總而言之，血液循環的好壞會影響營養及氧氣輸送到全身
的各組織器官，增加血液循環無疑是增進健康的最好方式之
一。EDTA可以減少血管上附著的斑點，增加血管的彈性，因此
可以促進全身血液循環。

　　在治療過程中，我們都會建議病人要補充維生素及礦物
質。因為在治療的過程中，血管彈性的恢復及身體各器官因血
液循環的增加，使得營養能輸送到本來輸送不到的地方，因此
增加維生素、礦物質的攝取，可使那些長久得不到血液供應的
細胞器官、組織能因為血液及營養的供應而恢復活力。

③ 注射EDTA太快速將增加腎臟負荷

　　清血治療使用靜脈注射，一次要三、四小時。如果注射太
快速，有些病人因為血管上有太多雜質，身體裡有太多的金屬
需要從腎臟排泄出去，而使腎臟無法負荷，因此三、四小時是
最好且最安全的。一般來說，一小時以內就沒有問題，但是為
了安全起見，醫生們都花上三至四小時注射。

④ 避免副作用，慎選醫生

因為這個學院所訂出來的治療方式是非常安全的。同時，到目前為止，使用這種治療方式的醫師都是美國先進醫學學院的會員，遵守學會所規定的方式，所以沒有任何病人發生嚴重的副作用。有些醫生沒有遵守規則，用太高劑量的EDTA，有時會引起一些腎臟的問題。因此找有經驗，而且是這個學院的會員的醫生來治療是非常重要的。

臨床顯示，一些病人在做完治療後會覺得稍微累一點，也有病人會有短暫的頭痛，但這些症狀很快就消失了。另外有些病人有肌肉抽動的感覺，或有些病人會有心律不整的短暫時間。但這些副作用都很快就消失了。

⑤ 須補充維生素及礦物質

用來治療心臟血管疾病的EDTA是叫Disodium EDTA，與用來治療金屬中毒的Calcium EBTA是不一樣的。

大部份要求這種EDTA治療方式的人，是動脈硬化，或血液循環不好的病人。有些人也因動脈硬化而引起的心臟冠狀動脈阻塞，或是腦部血管的阻塞，或因膽固醇太高或不明原因的周邊血液循環不良等疾病而來，EDTA對這些人的治療效果是不容置疑的，有太多的實驗已經顯示出其效果。

對於心臟病的患者尤其重要。很多心臟病的患者因為血管阻塞，需要做心臟血管的繞道手術時，都因為注射EDTA而節省許多花費，也免除這種有很多副作用的心臟繞道手術。

一個最出名的實驗是歐斯歷瓦‧卡特醫師（Dr. Olszewer Carter）對兩千五百個心臟血管疾病的患者及周邊血管疾病的患者所做的實驗，發現85～95%的病人都有顯著的改善。另外賽伯醫師（Dr. Cyper）的研究，發現80～85%的同類的病人，有非常明顯的進步。為什麼還有10～15%的病人沒有顯著的進步呢？一方面是因為這些人的病情太嚴重，或是這些人接受治療的次數不夠，加上他們沒有配合維生素、礦物質的補充，或是沒有減少飲食中所含的肉類及脂肪，所以沒有顯著的治療效果。

6 其他多種疾病亦有療效

有一種疾病叫Scleroderoma 及Systemic Sclerosis（一種全身肌肉僵硬的疾病），用這種EDTA治療的效果也不錯。

另外，糖尿病的病人用這種治療效果也很好。因為糖尿病的病人會引起血液循環及血管的毛病，尤其是小血管太脆弱容易出血等。此外，對老人痴呆症的治療也被證實有某些效果。對免疫系統的疾病如類風濕性關節炎或多發性硬化症（Rheumatoid Arthritis），也有很好的效果。

7 什麼人不能做這種治療

一般有心律不整或有嚴重的腎臟毛病的病人，醫生是不建議他們做這種治療的。為了慎重起見，即使有非常輕微的腎臟毛病的病人，我們也不建議他們接受這種治療，因此當醫生們懷疑病人有腎臟毛病時，在做這種治療前，都會先檢查其

腎功能，以確定這個病人是否適合做這種治療。

此外，身體太虛弱，或是有太多水份在體內，如肝硬化，或蛋缺少白質的病人，對水份較敏感，不建議採用這種治療方式。

一般來說，治療次數是一星期一至二次，根據病人的需要，有的病人需要持續六個月，一般人只需一至三個月的注射。

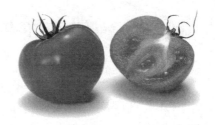

PART 5

青春不老丹

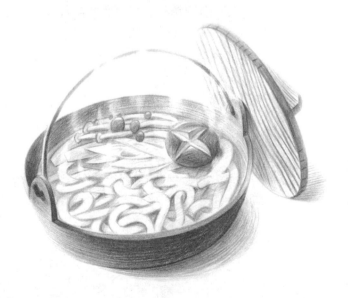

1. 有關維生素與礦物質的概念

過去幾年來，有無數的研究報告，發表關於維生素與礦物質在預防與治療疾病，及維持身體健康方面的重要性。醫學界現在也證實，維生素與礦物質除了可以改善感冒、喉嚨痛等症狀外，也可以有效的避免或治療一些為害身體的疾病，如高血壓、癌症、心臟病等。

1990年代開始，維生素與礦物質被認定有預防與治療疾病效果後，就成為所謂「超級食物」。因為兩者不僅有治療疾病的效果，更是天然的健康食品。

由於各種環境因素所致，我們不可能由食物中攝取到足夠的維生素與礦物質，唯有補充足夠的維生素與礦物質才能促使健康與長壽的基因潛能發揮到極致。所以，現在人們談論最多的是，如何服用維生素與礦物質等健康食品，增進健康，活得更久。

為什麼維生素與礦物質的效用被愈來愈多的人所接受？有幾個原因：

(1) 1970年以後，有所謂的分子生物學(Molecular Biology)的發達，可以精密的測量到身體的維生素與礦物質，及在體內的作用。

(2) 自由基(Free Radieal)對於老化與疾病的關係的被發現，維生素與礦物質能用來對付這些自由基，有避免疾病及防止老化的作用。

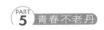

(3) 維生素與礦物質間接的被認為是既安全又便宜的預防與治療
　　疾病的方法，可以免除昂貴的醫療負擔。

① 為何食物中缺乏維生素與礦物質

　　一般認為，我們所吃的食物是維持身體健康的營養來源，
只要攝取均衡，大自然的食物裡理應含有維持身體健康潛能所
需的足夠營養成份。但事實上卻不是如此。

　　自從1940年以來，科學家發現，大部份的文明國家所出產
的食物，因為土質一再的重複耕種，土壤能供應給食物的營養
已經日漸缺乏。也就是說，現在人食用的食物所含的營養素，
與一兩百年前未被大量使用的土地所種出來的食物，營養成分
是不一樣的。

　　研究顯示，1973年的菠菜含鐵量只有1948年的1/70；現在生
胡蘿蔔中所含的β胡蘿蔔素也只有40年前的1/1000。同時，食物
在經過運輸、處理、烹煮的過程中，維生素與礦物質已嚴重流
失或被破壞。即使是吃天然有機栽培的水果或蔬菜，有很高濃
度的營養素，也達不到每天維持健康長壽的必須量。因此，服
用維生素與礦物質的補充品是有絕對必要的。營養學家發現，
只有10%的美國人，經由食物攝取到足夠的維持身體機能的營
養，也就是每天建議量(RDA, Recommended Daily Allowance)的營
養標準。

② 飲食均衡，營養素仍然不足

　　每天建議量的標準，只是能夠避免缺少營養素引起疾病的

最低標，但卻無法使細胞達到最好的活力。就好像一個新生兒，一天只給3～5oz的牛奶，只能保持這個嬰兒出生時的體重，不致於脫水、不會有生命的危險，但是要讓他有健康的活力，有足夠的營養來增加體重，每天就需要吃至少20oz的牛奶。如維生素C的每天建議量是30毫克，其實要達到最好的健康，成人每天必須服用維生素C3000毫克，也就是每天建議量的100倍都還不夠。

舉例來說，如果要車子的引擎表現最好的功能，不是只看引擎的機油是否低到會損壞引擎的程度，而是看機油是否夠多，達到夠滿的程度。在機油的水平線尚未到需加油記號的警告線上時，就該加滿了，不能等到低到警告線上，或更少時才加機油，如此才能維持車子的最好功能。

③ 100人中有99人營養不良

營養不良並不是表示你面黃肌瘦，或體重不足。即使有很肥胖的身體，有強壯的肌肉，但是體內該有的營養素不夠時，外表看起來很好，裡面的機器卻會慢慢的損壞，因為沒有足夠的維持身體最好狀況的營養素，可能蛋白質、脂肪夠了，但卻缺乏某種維生素或礦物質。所以表面上看不出來，其實在醫學的定義上卻是屬於營養不良，所以我們說100人中有99人營養不良。

如果你吃的營養素，只求符合每天建議量的標準，那麼你可能是處於一個危險的邊緣，因為心臟病、糖尿病等退化性的疾病，隨著年齡的增加，可能很快就發生在你身上了。市面上

賣的維生素或健康食品，總會標示他們的產品是100%的每天建
議量標準，這些產品買來吃，只能讓你聊以自慰而已，無法讓
你的身體保持很好的功能，更別說健康的活到8、90歲，甚至
100歲。

　　所以，靠著均衡的膳食，或只求符合每天建議量標準的營
養素，是不夠的，要達到真正的健康，需要很實際的補充身體
所需要的營養素。

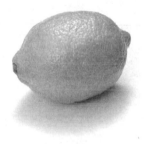

2. 維生素知多少

① 什麼是維生素

維生素的基本定義：是身體維持生命所需要的一種化學物質，屬於一群不相同的化學物質，有不同的化學構造，卻有相同功用，是食物裡面有機的化學物質。這種化學物質不能在身體製造，必需從食物中攝取。

維生素在身體所需的只是很微量，大約從0.0001克到0.1克，因維生素的不同而有不同的需要量。維生素可以從食物中直接攝取到。但是有些維生素是由小腸裡的細菌分解食物中的某種成份，然後轉變成維生素，由小腸吸收，所以這種維生素不是直接存在食物裡，而是以可被小腸的細菌代謝分解的維生素先驅物存在於食物內。

唯一的例外是維生素D，能由皮膚暴露於陽光下，使皮膚內的維生素D先驅物經陽光的變化，產生維生素D。

② 維生素如何作用

維生素不是身體構造的組成成份，只是幫助維持生命所需的化學反應。因此，維生素被當做是控制身體化學反應的酵素一樣。同時，維生素在身體裡被重複使用，經過一段時間後，會慢慢減少，必需經常補充。

更重要的是，維生素有如火星塞，身體裡許多生理反應，

需要維生素的點火作用，若沒有維生素的點
火作用，這些生理反應就無法進行，我們
的健康就會受到很大的傷害。

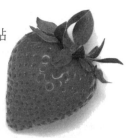

③ 維生素的標示

維生素有許多不同的單位，在食物或健康食品的標籤上標
示的單位，有的以重量，如Milligrams，有的以國際單位
（I.U.），有的叫U.S.P.（United State Plarmacologic Unit）。

早期，科學家只知道維生素對身體的功用，但不知道其化
學組成。如維生素B在剛發現時，只知道能避免一種稱為腳氣病
（Beriberi）的疾病，但是不知道化學組成，只能以在動物身上的
作用程度來定量，因此叫國際單位（International Unit）。至於後
來被發現的維生素，因為科技的進步，已經可在實驗室分析其
化學組成，因此這些後來發現的維生素就以重量來定單位，都
是以毫克（Milligrams,mg）為單位，1mg等於1/1000克（Gram）。

有些維生素是非常微量的，如維生素B12，甚至以
Micrograms（mcg），1/1000毫克（mg）來定量；有時則以克
（Gram,g）來定量，如維生素C等較大單位的維生素。

④ 天然維生素和合成維生素有何不同

一般大眾在選購維生素補充品時，最大的困擾就是該買天
然的維生素（Natural Vitamin），或是合成的維生素（Sythetic
Vitamin）？那一種是天然的？那一種是合成的？每一個廠商都
說他們的維生素是天然的，該如何辨別呢？

真正天然的維生素，是由食物直接提煉出來，沒有破壞原來化學構造的稱之；以化合物在實驗室合成，產生與天然維生素有相同化學構造的維生素，稱為合成維生素。

很多人把與天然的維生素化學構造一樣的或是組成一樣的都叫天然維生素。理論上來說，兩者的化學構造完全一樣，作用應該也完全相同。

但實際上，天然維生素的效果仍舊比較好。主要是因為，天然維生素可能含有人體較易吸收的未知附加成份，但是還沒有分析證明出來。

舉例來說，科學家發現，天然的維生素C還含有一些稱為「Bioflavonoid」的天然成份，比合成的維生素C多30%的效用，對身體就有更好的效果。因此，如果合成的維生素C加上相同的Bioflavonoid成分，則與天然的維生素C效果不相上下。其他還有很多維生素尚未找出上面附著的成份，合成效果仍屬未知。

⑤ 服用原則

最好是與食物一起吃，因為食物裡的一些成份，能幫助維生素的吸收，所以在三餐飯後馬上吃維生素是很理想的。

最好把每天所需的量分成兩次，早晚各一次，而不要一天的量在一次吃下去。

一般說來，沒有打開的維生素可維持5年及90%的效用，而開封的則以兩年為期限。如果完全打開不加蓋子，則不要超過6

個月。

⑥ 維生素服用量

維生素最好是由食物中攝取。但是，因為環境污染的問題，除非食用量非常多，否則絕對不夠。如要攝取1000毫克的維生素C，完全從食物攝取，可能一天要吃10〜20公斤的蔬菜才夠，但若是由合成或天然的維生素補充，則能將大劑量合在一個小小的錠劑裡面，一天一顆即可。

因此建議，儘量多吃海藻及花粉等含高量維生素的天然食物，同時補充一些天然提煉或是合成維生素，才能達到維生素所需最適量，幫助健康長壽，不易老化。同時，雖然合成的維生素效果比不上天然的維生素，但是對身體也沒有害處。

另外，因為每一個人的生化反應都不一樣，生理的生化反應也不一樣，因此個人對維生素的需要量也有不同，即沒有一個固定的量適合每一個人，只有一個大原則，如果生活習慣及飲食良好，想要保持體內有足夠的維生素，只要達到每天建議量的1〜2倍即可；要保護身體不易老化、不易產生退化性疾病，則吃每天建議量的5〜100倍；如果已有關節炎、記性不好、風濕等退化性疾病，則要吃每天建議量的一百倍以上。

⑦ 服用維生素安全嗎？

維生素是絕對安全的，很少聽說維生素中毒的情形。但因維生素A、D是脂溶性的，除非大量的攝取，才有可能中毒，如每天服用維生素A超過5000國際單位，半年以後，才會過量；或

是小孩子不小心一次吃過量。否則，其他的維生素都是絕對安全的，即使有維生素過量引起的疾病，只要停止服用以後，很快就會消失了。

維生素需要量

名 稱	美國每天建議攝取量	健康劑量	治療劑量
維生素A（以β胡蘿蔔素較佳）	5,000IU	20,000 IU	-
維生素B1(Thiamin)	1.5mg	50mg	200mg
維生素B2(Biboflavin)	1.6mg	50mg	200mg
維生素B3(Niacin)	20mg	50mg	200mg
維生素B5(Pantothenic)	5mg	50mg	300mg
維生素B6(Pyridoxine)	2mg	50mg	200mg
維生素B9(葉酸)	400mg	1,000mg	15mg
維生素B12(Cyanocobalamin)	6mcg	200mcg	1,000mcg
Biotin	300mcg	300mcg	1,000mcg
對氨基苯甲酸(Para-Aminobenzoid Acid)	50mg	1,000mg	-
維生素C	60mg	1,000mg	10,000mg
維生素D	400IU	600IU	1,000IU
維生素E	15IU	400IU	1,200IU

⑧ 現代人普遍缺乏維生素

　　維生素的缺乏是現代人普遍的現象，也是最被大家所忽略的事實。很多缺乏維生素所產生的疾病或症狀常被醫師們當做其他疾病來治療，不僅患者無端承受痛苦，也讓人可惜，如此容易靠著補充一些便宜的維生素就可解決的疾病，竟困擾了許多人的一生。

　　值得注意的是，缺乏維生素所產生的症狀，需要長達9年的時間才能恢復。因此，症狀出現時，表示已有一段長時間的缺

乏情形，即時補充是非常必要且不可延遲的。

維生素缺乏所引起的症狀與疾病

缺乏的元素	症狀與疾病
維生素A	青春痘、味覺消失、乾頭髮、掉頭髮、不孕、疲倦、失眠、夜盲、皮膚粗糙
維生素B1	厭食、便秘、腸胃脹氣、手腳麻木、對痛敏感、水腫、疲倦
維生素B2	白內障、皮膚炎、眼睛紅癢、舌頭花紋
維生素B3	口角發炎、皮膚黑斑、失眠、記憶力喪失、異位性皮膚炎
維生素B5	肚痛、接觸性皮膚炎、低血壓、失眠、肌肉痙攣、心悸
維生素B6	青春痘、貧血、關節炎、心情沮喪、厭食、口腔潰瘍
維生素B9（葉酸）	貧血、厭食、膽固醇過高、血糖高、灰頭髮、舌頭白
維生素B12	情緒起伏、精神衰弱、頭痛、便秘、貧血
維生素C	牙齦出血、皮膚易瘀血、傷口不易癒合、關節痛、情緒低落、疲倦
維生素D	口腔灼熱感、失眠、近視、神經緊張、骨頭鬆軟
維生素E	禿頭、皮膚炎、不孕、腸胃吸收不佳
對氨基苯甲酸	便秘、灰頭髮、腸胃不適

⑨ 維生素A

　　維生素A與 β 胡蘿蔔素（Beta Carotene）是人體抗老化不可缺少的，與維生素C、E、礦物質硒（Selenium）等的合作，能使身體幾乎所有細胞都受保護，而不受自由基的破壞。

　　β 胡蘿蔔素是於150年前，科學家們從紅蘿蔔中提煉出來的一種橘色物質，科學家們發現它能預防癌症，避免心臟病、白內障，並增進身體的免疫力，特別是胡蘿蔔素能保持細胞的完整性。

　　β胡蘿蔔素是維生素A的先驅物質，當身體吸收β胡蘿蔔素時，在體內轉換成維生素A。而β胡蘿蔔素除了可轉換成維生素A，及擁有維生素A的作用外，它也有自己的功用。

　　維生素A與β胡蘿蔔素的作用幾乎是一樣的，可以預防癌症、阻止癌細胞的繼續分化、預防心臟病、預防中風、刺激免疫系統的功能??

　　大部分的研究與實驗顯示，正常的男人每天應服用17,000～50,000國際單位的β胡蘿蔔素。而維生素A最好不要超過5,000～10,000國際單位，因為過量的維生素A會在肝臟造成毒性。

⑩ 維生素C

　　像大部分開發國家的人一樣，你很可能不知不覺的缺少了維生素C，而使你的健康、青春、壽命不知不覺地一天天被剝奪了。在美國大約有10～40%人每天服用維生素C。

　　維生素C對人類，由小劑量到很大的劑量，有不同的效果。維生素C在70年前，在很多不同的食物中被發現，那時只研究缺乏維生素C對壞血病的影響，因此，那時服用維生素C只是用來避免壞血病。現在醫學上已發現，維生素C不僅是一種營養補充品而已，也是一種可治病的「藥」，能避免某些形式的癌症、心臟病、過敏性疾病、維持男性的生育能力，並可預防及治療某些病毒性的感染，幫助增進免疫功能等。

　　諾貝爾獎得主林那斯・保林博士（Dr. Linus Pauling），在他的書上

也寫到，如果每天服用3000～12000毫克的維生素C，人類將可延長12～18年的壽命。他每天服用10000毫克的維生素C，在90高齡時，仍能每天工作10個小時，在美國舊金山加州大學分校教書，而且精神煥發。

保林博士建議，每天服用250～1000毫克維生素C，可以避免病毒和細菌的感染。每天1克以上，甚至能殺死侵入的細菌和病毒。每天服用1000～3000毫克，可以避免病毒和細菌的入侵；每天服用8000～10000毫克，可以治療因細菌或病毒入侵而引起的疾病。

⑪ 維生素E

維生素E對人體的益處良多，特別是它對心臟的保護作用。維生素E可以減緩脂肪附著於血管壁的速度，也可避免膽固醇被自由基破壞，而形成對身體有害的膽固醇。

維生素E也是很好的抗氧化劑，可以中和人體內的自由基，有減少細胞DNA被自由基破壞而變性的機會，因此有防癌的作用，尤其是乳癌。

研究顯示，對21,000名沒有任何癌症的人，做10年的追蹤研究，發現有453人在10年後產生不同的癌症。這453個人體內的維生素E的濃度都比那些沒有罹患癌症的病人低很多。

研究發現，有囊狀腫瘤的女性，其體內某種荷爾蒙的濃度特別高，服用維生素E後，這種荷爾蒙的濃度就降低了。因此在美國與英國的醫生，當發現病人患有良性的囊狀腫瘤時，就建議他們服用維生素E，因為除了維生素E以外，沒有其他藥

物可幫助腫瘤的消失。

另外，維生素E對於維持腦神經的健康也有很大的貢獻。很多實驗顯示，維生素E對於腦神經病變，像巴金森症（Parkinson's Disease）、老人癡呆症（Alzheimer's Disease）、肌肉不協調症（Tardy Dyskinesia）、記憶力減退等疾病，有很好的治療效果。

天然的維生素E主要是以「D-Alpha Tocopherol」化學構造存在的，但是通常都會有「D-Beta」、「D-Gamma Tocopherol」同時存在，是效果最好的維生素E。另外，也有一種維生素E的化學構造是以「L-Alpha」、「Beta」、「Gamma Tocopherol」的型式存在，或是「DL-Alpha」、「Beta」、「Gamma Tocopherol」同時存在。L型式的維生素E一點效用都沒有，而DL型式的效用是D型式的64％而已。現在我們所說的維生素的單位效用，都是以DL型式的效用來計算。

因此，如果瓶上標的是600國際單元的DL-Alpha Tocopherol，就是真的600國際單位的效用；而如果是600國際單元的D-Alpha Tocopherol，那麼，其實它將是大約800國際單位的效果；而如果是L-Alpha Tocopherol，則一點效果也沒有。購買時，請注意標示上面所寫的Tocopherol的型式。

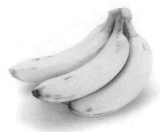

3. 礦物質

① 礦物質的發現

　　人們對礦物質的認識與瞭解，是從100年前開始。那時科學家們就發現，這些微量的礦物質在動物與人體裡的生理與生化反應佔有非常重要的角色，而且是維持身體健康所必需的。

　　1925年以前，科學家就已經發現，土壤缺少碘時，該地區居民就會有甲狀腺腫大的現象，這是人類最早了解到的礦物質與疾病的關係。同時，一位肯那醫師（Dr. Kenall）在人體的甲狀腺裡，發現到甲狀腺素含有碘及胺基酸。之後，科學家們用實驗的方式發現在動物及人的身體組織裡有超過廿種的微量礦物質。

　　1928年，哈特博士（Dr. Hart）領導的威斯康辛大學一個研究小組，在主題為「礦物質與身體發育成長的關連」的研究中有重大的發現。如鐵（Iron）是血紅素形成所必需的；銅（Copper）的缺乏將會造成至少廿種以上的疾病，包括白頭髮、靜脈曲張、動靜脈瘤、肝硬化等疾病；而鋅的缺乏將會造成新生兒的畸型，如兔唇、疝氣等。

　　到1930年代，礦物質缺少而引起的疾病，或因礦物質過多而中毒的問題逐一被發現。

　　1931年，臨床發現，缺氟會造成牙齒的發育不良。1935年發現，鉻（Chromium）的缺乏會造成肌肉萎縮鬆弛。從此，很多礦物質與疾病的關係慢慢被研究出來。同時也發現，礦物質

對免疫系統的抵抗細菌、病毒、黴菌等的侵入有很大的作用。礦物質對癌症、退化性疾病以及出生嬰兒身體的缺陷也扮演重要角色。同時礦物質也被發現是細胞酵素系統的催化劑等等，可以說身體要發揮正常功能不能缺少礦物質，因此礦物質的攝取不足，將摧毀身體健康的基礎，而造成身體全面性的不健康及加速老化的現象。

· 礦物質缺乏而導致的疾病

名稱	疾病
鈣質	關節炎、骨刺、高血壓、失眠、骨質疏鬆、心悸、神經不穩定
鉻質	糖尿病、高膽固醇、緊張
銅質	血管破裂出血、肝硬化、白頭髮、慢性腹瀉
鐵質	厭食、指甲脆、腸胃不適、頭痛、好吃冰、心悸、貧血
鎂質	低血壓、低體溫、心情煩躁、失眠
鉀質	青春痘、心律不整、便秘、肌肉無力、水腫、低血壓
硒質	白內障、免疫力降低、肝硬化、精子數量少
鋅質	青春痘、厭食、味覺喪失、指甲有白點、不孕、嗜睡、性無能、躁鬱症

② 如何知道自己缺不缺乏礦物質？

要評估一個人身體裡的礦物質是否足夠，最適當的方法是根據頭髮來分辨。

用血液或尿液來分析都不是很準確的，因為礦物質的缺乏須要在抗彌補期才能由血液及尿液中測量得知。當身體攝取的鈣不夠的初期，骨頭會釋出鈣到血液中，以保持血液中鈣的濃度，這是出於人體生理上的自然平衡反應，因此驗血時並不曾查出缺鈣，等到骨頭釋出太多鈣而且沒有及時補充時就會造成

骨質疏鬆症了。

　　頭髮裡礦物質的濃度是血液中或尿中礦物質濃度的兩百倍，而且可以正確的反映出身體的含鈣量，因此由頭髮來測量礦物質濃度比較容易知道是缺少或過多。

③ 礦物質時缺乏的四個階段

(1) 初發生期

　　剛開始身體沒有任何變化，只是當某種礦物質缺乏時，這個礦物質在酵素系統的作用就會減低，而使身體酵素系統的功能衰退。這個階段大部份能維持1~6個月，若在這六個月內補充足夠的礦物質，身體就不會有任何變化，臨床上也不會產生任何症狀。

(2) 彌補期 (Compensated Phase)

　　也就是超過6個月，如果礦物質濃度仍然低減，補充不夠，此時身體裡因血液中礦物質不足，為了要維持血液中礦物質的濃度，身體器官會釋出裡面的礦物質。比如身體缺鈣到了一個程度，骨頭裡的鈣就要釋放出來，補充血液裡的鈣，於是造成骨頭缺鈣而疏鬆。在這時期，患者會有一些可以測得到的實驗結果，如血糖降低、心臟跳動不規則、頭髮變白或掉髮等現象。這些症狀就是提醒

你，身體裡的某些礦物質減少了。

(3) 抗彌補期 (Decompensated Phase)

此時礦物質已缺乏太多，無法靠其他器官釋出來補充，可由血液中測量出低於正常範圍的濃度。這個階段，會有一些臨床上的症狀，或身體、生理的缺陷會產生，有些小孩子則會有學習的障礙、好動、情緒上的問題，甚至肌肉萎縮等。

(4) 臨床期 (Clinical Phase)

在這個臨床階段，因為礦物質的缺少過多與過久，會引起很多嚴重的症狀，甚至於死亡。如引起心臟肌肉的病變、糖尿病、癌症、血管瘤等，但是大部份的醫師都找不出原因，也不知道是由於缺乏礦物質而引起。

④ 如何選擇適當的礦物質

礦物質與維生素不同的地方，是維生素幾乎都以相同的形態存在，而礦物質則有三種基本型態。

(1) 金屬型態

包括從蛋殼、貝殼裡面磨取出來的礦物質，像碳酸鈣（Calcium Carbonate）、礦鹽、海水的鹽、鐵鏽等，都屬金屬性礦物質。典型的金屬性礦物質大都做成粉狀，或錠劑。如果在健康食品店買的包裝上註明含葡萄糖酸（Gluconate），如葡

萄糖酸鈣（Calcium Gluconate）、葡萄糖酸鋅（Zinc Gluconate）
等，以及乳酸（Lactate）、硫酸鹽（Sulphate）、碳酸鹽
（Carbonates），或氧化物（Oxides），這些都是金屬礦物質。這
種金屬性礦物質人體只能吸收12%，
如果超過35歲或40歲，則這些金屬
礦物質能被吸收的只有3~5%。

　　舉例來說，有的患者告訴我他
每天吃2000毫克的鈣，但缺鈣引起的
問題仍未得改善。我問他吃的是那一種
鈣，他說是乳酸鈣（Calcium Lactate），這是屬於金屬性礦物
質，只能有10%的吸收率，因此事實上你只補充了100毫克的
鈣質。由此可知購買鈣片，或其他礦物質時，要注意買的是
那一種礦物質，最好不要買這種金屬性的礦物質。

(2) 鉗合環化礦物質 (Chelated Mineral)

　　是1960年時由化學工業所創造出來的，目的是要使金屬
礦物質更能被人體吸收。如果將金屬礦物質用胺基酸、蛋白
質或酵素包住，以使這礦物質能被有效的吸收，這種礦物質
就叫鉗合環化礦物質，大約有40%能被吸收及利用，比普通
金屬性礦物質的吸收率高出4倍。這類的礦物質可由它的化學
成份看出來，在礦物質後面加上天門冬酸（Aspartate）或是秋
水仙素（Ticolinate），如硒化天門冬酸（Selenium Aspartate）
等，都是屬於這種比較容易被吸收的鉗合環化礦物質。

(3) 膠狀礦物質 (Colloidal Mineral)

　　膠狀的礦物質是一種最容易被人體吸收的指分子很微細的礦物質，存在於液體的溶質裡面，大約是十萬分之一到一千萬分之一公分的礦物質，只能藉由電子顯微鏡才能看到。這種礦物質都是帶負電的，因此進入人體後，到了腸子裡，因為腸壁都是帶正電的，所以正負電互相結合，這種礦物質有98%可被消化道所吸收。

　　天然的膠狀礦物質只存在於植物裡，植物吸收在土壤裡的金屬性礦物質，這些金屬性礦物質經過植物裡特殊的生化作用而轉變成這種顆粒非常小的礦物質，所有植物裡的礦物質都以這種型態存在。食用蔬菜水果時，人體就吸收了這種礦物質入體內。如綠色植物的麥苗、麥草等，以及蜂蜜粉（Bee Pollen）， Algae（某種海藻），都含有大量的膠狀礦物質，且98%能被身體吸收。

　　住在高山上的百歲人瑞族群，他們飲用的水是從寒冷高山上的冰河流下來的水，含有很多天然的從石塊或土壤帶來的礦物質。因這些冰河流動時，會將旁邊的土塊或石頭裡的礦物質一起帶下來而溶解在水裡，所以裡面就含有很多金屬性礦物質。這些水看起來像牛奶一樣，是混濁的，因此被給予一個很美的名字稱為「冰河的奶」（glacial milk），濃度與顏色和所含物質的多少有關。

大部份的冰河含有60~70種礦物質，但有些冰河只含2、30種礦物質，必需要含60種的礦物質，才能使居住在那裡的人長壽。這些含有很多金屬性礦物質的水，當你喝的時候，只能吸收5~12%。那些百歲人瑞能活到120~140歲，當然不只靠喝這些水而已，最主要是他們用這些水灌溉農作物，這些水在土地上會結成一層白白的礦物質，經過農夫的耕耘，把這些礦物質翻到土裡面，被農作物吸收。當這些礦物質在土壤裡被植物吸收後，植物會把這些金屬性的礦物質轉變成膠狀礦物質。

⑤ 一天要攝取多少礦物質？

現代人的生活方式，包括緊張忙碌的生活、高蛋白、高脂肪的飲食等，使得攝取每天建議量也不足以維持身體的正常功能。

請看表一，表中比較每天建議量以及現代人維持健康所需的礦物質攝取量，可以明顯的看出有的比每天建議量的量多出幾十倍。因此當你補充礦物質時，要注意攝取量。

那麼，是否能從食物中攝取到足夠的礦物質呢？問題在於現在的土壤種植出來的蔬菜，都嚴重缺乏礦物質，若期望從這些植物或綠色食物中獲得足夠的礦物質是不大可能的。據估計，我們每天可能要吃400磅的綠色植物，才可能吸收到足夠的身體所需的礦物質。

現在很多人都懂得吃小麥草（Barley Green）或麥苗（Wheat Grass）、海藻、花粉等，因為這些植物含有非常多的礦物質和維

生素，是我們人類所能由自然食物中攝取到維生素與礦物質的最佳來源。問題是種植的土壤有可能因不夠肥沃，礦物質含量不夠，以致於搾出來的汁，維生素與礦物質都不夠。因此由食用健康食品來補充礦物質是絕對必要的，如果你希望你的健康與壽命的基因潛能達到最高，建議你每天由食用健康食品來補充足夠的礦物質。

·礦物質建議攝取量

名稱	美國每天建議攝取量	健康劑量	治療劑量
鈣質(Calcium)	1000mg	2000mg	3000mg
鎂質(Magnesium)	500mg	1000mg	1500mg
鋅質(Zine)	15mg	25mg	100mg
銅質(Copper)	2mg	4mg	6mg
鉻質(Chromium)	50mcg	200mcg	300mcg
硒質(Selenium)	100mcg	200mcg	400mcg

⑥ 鋅

　　如果你經常掉頭髮，或是味覺、嗅覺有問題；如果你身體的傷口，甚至於小傷口也不易癒合，或是患了憂鬱症、厭食；如果你年過40，半夜經常要起來上廁所，患了攝護腺腫大；或是孩子的發育不好，雖然吃很多，體重卻不增加；孩子經常生病，抵抗力不好；生下的孩子是蒙古症或是有先天性的畸型，如兔唇、多指、心臟瓣膜缺損等，很可能都是因為身體缺乏鋅所引起的。

　　鋅這種微量元素對身體的健康與正常功能佔有很重要的地位。任何年齡的人若缺鋅，都會引起疾病。科學家們發現，幾

乎所有的現代人，體內鋅的濃度都是不夠的。

　　許多疾病是由於缺乏鋅所引起的。大部分的人有了這些疾病，不會想到是由於缺乏鋅所致，其實只要服用微量的鋅，則前面所述的疾病就可以簡單的治好了。

　　最明顯的例子就是，在動物實驗中發現，只要每天以低劑量的鋅來補充，就可以恢復動物80％的胸腺功能，隨著胸腺功能的增加，這些動物的免疫細胞，如T細胞的濃度就大大的增加。同時，另一項研究也顯示，經過補充後，免疫球蛋白大約增加50％，對身體的健康長壽有很大的幫助。

⑦ 鈣

　　鈣是人體內最多的礦物質，在男性有1200克、女性有1000克，佔體重的1～2％。人體內的鈣99％存在骨骼與牙齒，只有1％在血液及細胞內。

　　鈣除了對骨骼很好外，也是肌肉收縮、血液凝固、神經傳導及一些荷爾蒙合成所必需的。其他如內分泌系統、身體細胞的成長、身體細胞的產生能量，都需要鈣來參與，因此，身體所有細胞幾乎都需要鈣。如果缺少鈣，中年以後必定大小病不斷。根據研究，在世界各地的百歲人瑞，其體內的鈣的濃度都很高。

　　實驗顯示，現代人從食物中攝取到的鈣，大約一天500毫克，只是以前人的1/4～1/6而已，年紀越大，攝取的量越少。因為年紀越大，腸胃吸收鈣的能力越差。吃高鹽，高蛋白質或高脂肪的食物，會造成鈣的流失，因這些東西的代謝與排泄都需

鈣。實驗顯示吃這些食物的人，尿液裡的鈣，會由每天96毫克增加到148毫克的排泄流失。調查中發現，大部分的美國人只攝取到能夠維持身體健康的鈣量的一半，少於一半的美國小孩攝取到每天建議量的鈣。在世界各地的研究機構所做的研究都顯示，幾乎先進國家的人最可能缺少的礦物質就是鈣。

我們最好能由食物中攝取部分的鈣，如乳酪、牛奶、花菜、豆腐、魚骨、動物的關節等，都含有很多的鈣，喝牛奶是攝取鈣最方便的方法，一杯240cc的低脂牛奶就含300毫克的鈣，一杯240cc不含脂肪的乳酪（Yogurt）含有450毫克的鈣。東方人飲食中的豆類食品，如豆腐、黃豆、綠豆等，都含有高濃度的鈣。

在市面上有很多種不同的鈣片，購買時要注意所標示的鈣的成份。不要服用金屬性的鈣，如由動物的殼（貝殼）做成的鈣，因為這些鈣是金屬性的鈣，只有10%能被腸胃吸收，且含有大量的鉛對身體不好。

服用鉗合環化的鈣有40%會被吸收。鉗合環化的鈣是在鈣的外面加上胺基酸，而使鈣的吸收率增加到40%，如「鈣化天門冬酸」（Calcium Asparate）、「Calcium Picolinate」等，這種鈣片是較好的。當然膠質的鈣（Colloidal Calcium），98%可被人體吸收，是最適合服用的鈣，可惜一般人不知道。膠質的鈣很難單獨買到，都是與其他的礦物質存在膠質礦物水裡。

關於鈣有幾點要注意的是：

(1) 一個對於鈣的吸收非常重要的物質是維生素D，缺少維生素D會造成鈣缺少，因為鈣由腸胃吸收須藉維生素D的幫助

(2) 鈣需與磷合作，才能造成健康的骨骼與牙齒。

(3) 鈣是身體裡最多的礦物質，它能幫助身體吸收碘，也可幫助身體裡其他營養滲透過細胞壁而進入細胞。

(4) 吃高脂肪、高蛋白的食物，會影響鈣在腸胃的吸收，這是因脂肪與蛋白質很容易與鈣結合，從而在糞便中排出的緣故。

(5) 鈣主要在酸性環境的十二指腸被吸收，在小腸內因為鹼性的環境不易吸收。

(6) 在吃飯的同時服用鈣的話，其吸收可增加10～30%。

(7) 服用三個月的鈣後，停用一星期，好讓骨頭裡舊的鈣能代謝出來，而讓新的鈣補充進去。

(8) 心臟血管的構造，也需要鈣與鎂來維持的。

(9) 鈣的吸收受到一些存在於甜食裡的成份，如Osalic Acid所影響。

8 硒

硒是身體絕對需要的一種微量元素礦物質，就像鐵與鈣一樣，在我們所吃的食物裡必需含有這種礦物質。

自1960年以來，科學家們發現，足夠的硒的攝取可以增加壽命，避免皮膚癌、肝癌、攝護腺癌、大腸癌、直腸癌、肺癌等癌症的產生。根據研究顯示，硒可以保護心臟及避免關節炎；此外，硒與我們身體的免疫系統，也有非常大的關係。當

一個人身體裡面硒的濃度太低時，很容易受到細菌病毒的侵入。

　　而自從「自由基會引起老化性的疾病」的理論被提出以後，科學家們也發現，硒是非常強的抗氧化劑，它不僅可以抵抗自由基，而且也是身體中和自由基非常重要的酵素叫「Glutathione Peroxidase」的組成所需要的。缺少這種礦物質將加速老化。

　　硒的另一個作用，是可以減少躁鬱症的發生。有很多的實驗顯示，攝取足夠硒的人，比較不容易有躁鬱的情形，也比較不會有睡眠不好、心緒不寧等現象。

　　硒在身體裡的濃度，會隨著年齡的增加而降低，60歲以後，身體裡硒的濃度下降7%，75歲以後則下降24%，這是在每天攝取足夠200微毫克的硒情況下。但是事實上，幾乎所有文明國家的人每天從食物中攝取的硒都遠低於200微毫克，很多國家的人甚至於只達到40或50微毫克，因此血液中硒的濃度非常低。

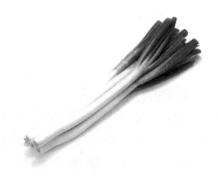

PART 6

當人瑞，吃什麼？

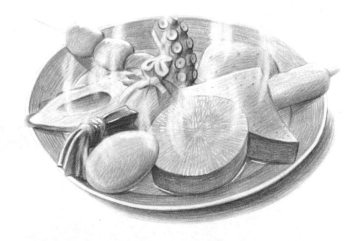

1. 與食物有關的荷爾蒙

身體有兩群荷爾蒙的分泌與食物有非常直接的關係，大大影響一個人的健康。第一群是「類荷爾蒙」，另外一群叫做「胰島素及升糖激素」，是胰臟分泌的兩種荷爾蒙。

① 超級荷爾蒙

「類荷爾蒙」英文稱為「Eicosanoid」，如「攝護腺素」（Prostaglandin's），還有「Thromboxanes」、「Leukotrienes」等等，是與身體健康最有關係的一群身體化學物質，幾乎控制身體所有的生理作用，包括心臟血管系統、免疫系統、中樞神經系統、生殖系統等等，因此，也被稱為「超級荷爾蒙」。

分為兩類，一類為好的，可以阻止血管裡面血小板的凝固，避免心臟血管阻塞以及中風，但是太多好的類荷爾蒙，也會引起血管過度的擴張，造成休克；一類為壞的，可以促進血栓的形成，造成中風以及心臟血管阻塞。

科學家發現，當身體裡面好的與壞的類荷爾蒙平衡時，身體裡面得到各種疾病的機會大大減少，身體各部分的機能將運作在最佳的狀況。如肥胖、心臟病、癌症、糖尿病、關節炎、免疫系統疾病、憂鬱症等等，都與身體裡面類荷爾蒙的不平衡有直接的關係。

身體裡面類荷爾蒙的產生，不管是好的或是壞的，與年紀的增長、疾病病毒的感染，及壓力等多種因素有相當的關係。

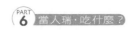

然而最重要的是，與你吃進去的食物種類和品質，也有非常絕對的關係。

② 胰島素

胰島素由胰臟分泌，分泌太多時，體內會製造大部分壞的類荷爾蒙，如「Arachidonic Acid」，會造成心臟血管容易阻塞而導致心肌梗塞。而「Thromboxane A2」是另一種壞的類荷爾蒙，使血管過度收縮而造成器官缺血的疾病，如心臟麻痺、腦血管阻塞等等，尤其已經有動脈硬化的患者，甜食的攝取太多，比油脂的攝取更容易引起高血壓的原因就在此。

另外，胰島素分泌太多時，也會促使糖進入細胞，以脂肪的形式儲存，更糟的是，胰島素會命令脂肪細胞把脂肪緊緊地包著，以致於細胞所儲存的脂肪不易釋放出去，這也是為什麼吃糖食太多的人容易肥胖且不易減肥的原因。

③ 升糖激素

升糖激素的作用恰與胰島素相反，它的分泌是受蛋白質刺激的。適量的升糖激素會使身體產生好的類荷爾蒙，因此是屬於健康的荷爾蒙。

研究顯示，胰島素與升糖激素的平衡，是維持健康的必需條件。過多的胰島素將使身體產生過多壞的類荷爾蒙物質，而過多的升糖激素會產生過多好的類荷爾蒙物質，對健康也不好，就如同前面提到的，好的與壞的類荷爾蒙物質的平衡，才是最健康的。

2. 正確的飲食觀

食物除了可以讓你不至於挨餓，享受美味以外，還可以幫助你發揮健康的潛能。因此，我們必須有正確的飲食觀，了解所吃的食物，對健康是有幫助，還是會奪去健康與歲壽，才能吃出健康，吃出長壽。

① 終極攝食比例最健康

經過多年臨床證實，科學家終於發現，以食物攝取的卡洛里來算，最健康的飲食分配是，醣類：脂肪：蛋白質=4：3：3是最適合人體的健康 (個別食物能量表)。不僅如此，不是所有的蛋白質、脂肪或醣類食物都有益健康，適當的食物選擇也是必要的。如：少吃麵包、果汁，避免奶油，多食用橄欖油等。

・個別食物能量表

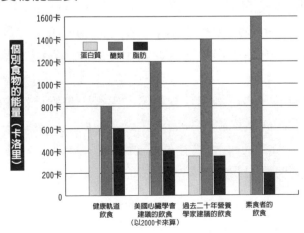

② 蛋白質和醣類的黃金比例

　　一個健康、長壽的飲食觀念，最重要的，應該是每餐的蛋白質和醣類攝取的比例，以重量或卡洛里來算，介於2/3～3/4中間，最適合一個人的健康（食物中蛋白質與醣類的比例表）。也就是說，每一餐所吃的食物，如果有1公斤是蛋白質食物，如肉、魚、豆腐等，應該同時吃1.3～1.5公斤的醣類食物，如蔬菜、水果等。不是一天所吃的食物有這種比例，而是每一餐吃的蛋白質和醣類都要有這種比例，任何超過或是低於這種比例，都會對健康產生不良的影響。

・食物中蛋白質與醣類的比例表

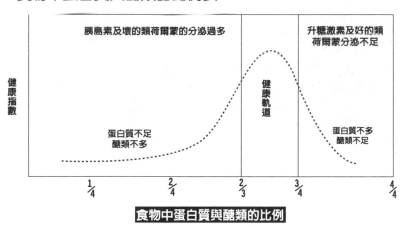

為什麼呢？原因與前面所講的那些荷爾蒙分泌有關。科學家們發現，當一個人飲食的蛋白質和醣類比例是2/3～3/4的時候，胰島素與升糖激素的分泌會達到最佳的平衡，不僅如此，

身體會分泌較多好的類荷爾蒙，壞的類荷爾蒙相對會分泌比較少，此時好與壞的類荷爾蒙物質比例也會達到平衡。當這兩群荷爾蒙的比例平衡時，身體將會進入最佳的健康狀況，全身充滿活力，頭腦會很清楚，不容易有疾病。

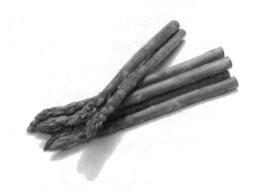

3. 蛋白質

① 哪種蛋白質對人體較好？

　　蛋白質的主要來源是動物的肉，包括豬肉、牛肉以及魚肉等，還有動物的製品像牛奶、起士等等。蛋白質的另一個來源是植物，植物性蛋白質以豆類為主，各種豆類都含有豐富的蛋白質，而豆腐、豆干是濃縮的蛋白質，豆漿也是蛋白質的主要來源。另外，堅果類像核桃、太陽花子、葵花子等，也含有很好的植物蛋白質。

　　動物蛋白質和植物蛋白質其實沒有什麼差別，唯一的差別是植物蛋白質跟纖維混在植物裡面，然而動物蛋白質在肉裡面是很高濃度的。很多人認為，植物蛋白質比動物蛋白質差，其實這個觀念是不對的，科學家以前的報導就發現，那些只吃植物蛋白質的人，他們不僅在肌肉、身高上的發育不輸給吃動物蛋白質的人，而且他們的體力反而遠遠地大於吃動物蛋白質的人，世界上很多出名的馬拉松選手其實都是吃素的。

　　動物來源的蛋白質中，魚肉是醫生以及營養學家們最常建議攝取的，大部分以魚類為最主要食物的民族，都比其他的民族還要長壽與健康，而且他們得高血壓、心臟病的機會也比較少。另外雞胸肉，豆類製品像豆腐，尤其是硬豆腐，或是豆腐干是去除了豆類裡面的纖維，純粹是蛋白質所組成的，也是非常適合攝取的植物蛋白質，吃素的人如果要攝取到足夠的蛋白質，建議多吃豆類的製品，或是市面上有植物蛋白質做成的

粉，也是非常合適的。

蛋也是一般人補充蛋白質的來源，蛋白裡面所含的蛋白質其實是非常高品質的蛋白質，但是蛋黃對身體卻不是很好，因為蛋黃裡面含有很多不好的膽固醇、脂肪。另外，蛋黃裡面也可能含有很多毒素，以及荷爾蒙、消炎藥等等，因為現在商業用來生產雞蛋的雞，很多也打了荷爾蒙和消炎藥。此外，避免蛋是用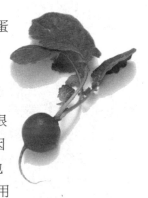生食或是沒有煮熟的，因為裡面可能含有很多毒素及細菌。

一個值得注意的問題是，因為河川和海洋裡面的污染，很多魚類受到毒素的污染，尤其是有骨的魚類，它們所含的毒素比較多，因此，盡量少給小孩子吃有骨頭的海鮮類。紅肉或是一般牛肉所含的蛋白質對身體不好，最主要是它們所含的胺基酸，在身體會造成壞的類荷爾蒙物質分泌，而使身體的健康受到傷害，另外這些食物也都含有很多的脂肪。

② 該攝取多少蛋白質？

蛋白質的攝取必須不多不少。過少會蛋白質的營養不良，包括免疫系統的衰弱、肌肉的鬆弛，還有掉頭髮等等；過多則會造成壞的類荷爾蒙分泌，對身體健康形成損害。

不僅蛋白質的適量很重要，蛋白質和醣類攝取的比例才是最重要的。蛋白質的攝取量決定一個人其他的飲食，包括脂肪和醣類攝取量的標準，這與一個人的體重及活動力的多少有

關。

當一個人整天的活動都是坐著的時候，那麼他一天所需要的蛋白質量，就是以他身體的「身體瘦肉質量」的重量乘以1，輕微活動量的人，就是偶爾走走路的人，就乘以1.2，中度運動量的人，也就是每個禮拜運動大約在一個半小時左右，就乘以1.4，活動力每個禮拜超過3個小時左右的，就乘以1.6，如果是運動量非常大的人，像舉重選手、田徑選手，那麼就要乘以2。當你知道一天所需要蛋白質的量以後，就除以你每天所吃的餐數，如果你一天吃三餐，就把這個量平均分為三等份，以前面那個80公斤，30%脂肪的人，如果他是一個經常坐在辦公室而不運動的人，那麼他一天所需要蛋白質的量就是54乘以1就是54克，而他一天若吃二餐的話，他一餐要吃到27克的蛋白質。

蛋白質攝取量表

活動力	每公斤身體瘦肉質量所需的蛋白質
大部分時間坐著	1.0 公克
輕微運動	1.2 公克
中度運動	1.4 公克
常運動	1.6 公克
運動員	2.0 公克

③ 食物中蛋白質的含量

但是另外一個問題是，怎麼知道哪一種含蛋白質的食物裡面，真正所含的蛋白質是多少？前面我們講過，動物的肉裡

面除了脂肪以外，沒有任何纖維，因此，一般瘦肉的重量就大約等於它所含蛋白質的重量，所以動物的肉像雞胸肉、火雞肉等等，它們的重量就大約是蛋白質的重量。

魚肉裡面含有一些脂肪，組織也沒有那麼緊密地結合在一起，所以1.5克重量的魚肉裡面，大約才只有1克的蛋白質。

蛋白裡面所含的蛋白質大約是每2克裡面才有1克的蛋白質；另外，一般的嫩豆腐大約3克裡面才含有1克的蛋白質，而豆乾大約每1.5克裡面含有1克的蛋白質，一般的乳酪也是每1克裡面就大約含有1克的蛋白質。

因此，當你在計算蛋白質的量時，如果是1克的雞胸肉，你可以確定你吃到1克的蛋白質，但若是嫩豆腐的話，我想你要吃3克才能攝取到1克的蛋白質；這樣的話，當你在飲食之前看到不同蛋白質的時候，你就可以大約地算出你所攝取到的蛋白質的量。

用餐之前先計算一下，可能吃進去蛋白質的量，然後吃1.3倍重而大多為低血糖係數的醣類食物。

④ 吃肉好嗎？

一般人蛋白質的主要來源是動物的肉，只有少量是從蔬菜或穀類而來；加上肉食業、奶類製品業者的大量宣傳，因此幾乎所有人都相信，肉類是蛋白質的主要來源，食用肉能使肌肉強壯、身體有活力。

但是研究顯示，肉食者比較容易得癌症、心臟病、高血壓等退化性疾病。在第一次世界大戰當中，哥本哈根因為缺少糧

食，就以穀類當做主要食物，就在那一段期
間，那地方因疾病引起的死亡率是有史
以來最低的。第二次世界大戰期間，英
國與瑞士的肉類製品銷售量因戰爭而大
大的減少，研究人員發現，在那一段期
間，這兩個國家人民的健康也是有史以來
最好的。

　　另外，就是在已開發的國家中，幾乎所有的
肉類食品裡，都含有太多的荷爾蒙、鎮靜劑、抗生素，及一些
對人體有毒性的化學物質。

　　肉類在烹煮的過程中，不管是蒸、煮、或炸，會產生一種
物質叫「Heterocyclic Amincs」，簡稱HCA，它是一種很強的致癌
物質，會造成細胞染色體基因DNA的改變，與大腸癌、乳癌、
胰臟癌、肝癌、膀胱癌的形成有關等，尤其是肝癌的產生；同
時，HCA也是很強的自由基，而自由基是造成身體細胞老化的
主要原因。

　　很多的實驗顯示，HCA的產生與煮食的溫度有很大的關
係。比如用油炸、烤等高溫烹調方式，肉類就會產生大量的
HCA；如果是用煮的，或用微波爐烹煮的，HCA的產生較少。
因此，炸雞或炸肉片，裡面的HCA含量很高。

　　因為肉類是酸性的，使我們的血液變酸，人體為了要平衡
血液中的酸鹼度，就必需由骨骼裡釋放出鈣，來平衡酸性，造
成骨質疏鬆症，加速我們老化。身體裡鈣與磷的比例最好是2：
1，而肉類的鈣與磷的比例是從1：5～1：20。

⑤ 怎樣吃肉較健康

(1) 吃肉類食物時,最好同時吃含抗氧化劑的食物,包括水果、蔬菜、穀類、茶葉等,以對抗肉類食品裡的自由基對身體的破壞。

(2) 最好是以微波爐或水煮,避免高溫烹調如炸、煎、燻等,高溫會使肉類產生大量的HCA。如果要烤肉的話,最好在微波爐內兩分鐘,然後再拿出來烤,可以減低肉類形成HCA量達90%。

(3) 購買註明沒有用化學藥品或荷爾蒙來飼養的動物的肉。

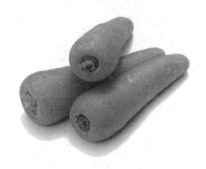

4. 醣類

① 什麼是醣類食物

　　一般人都知道，糖、麵包、蛋糕、冰淇淋等甜食是醣類食物，其實，所有的蔬菜、水果包括芽菜、香茹、馬鈴薯等，也都是醣類食物。更重要的是，蔬菜、水果才應該是一個人攝取醣類的主要來源，而不是蛋糕、麵、飯等。

② 醣的代謝

　　一個人的身體需要持續地攝取醣類食物，尤其是大腦，因為糖，應該說是葡萄糖（Glucose）是大腦能量的唯一來源。人類的大腦需要靠糖不斷地供應，才能維持腦部的活力，這就是為什麼我們身體有2/3的糖是循環到腦部的原因，當血糖降低時，就會感到頭昏目眩、注意力沒辦法集中、愛睏等等。

③ 血糖係數

　　任何醣類的食物，一旦進入消化道以後，就必須被消化分解成三種單糖：葡萄糖、半乳糖以及果糖，然後才能被腸壁吸收進入體內。葡萄糖可以直接進入血液循環?，而半乳糖及果糖須先到肝臟，代謝成為葡萄糖，才能進入身體的血液循環。

　　由上可知，決定一個醣類食物對身體的好與壞，是以它們被吸收到血液的速度來決定的，醫學上稱為「血糖係數」

（glycemic index），高的就表示它們容易被吸收進入血液，產生較大的胰島素反應，像穀類、麵包、飯等等；而水果蔬菜是屬於「低血糖係數」的食物，除了水果中的香蕉、芒果、木瓜，及蔬菜中的紅蘿蔔、玉米之外。因此，蔬菜水果是最適合人類食用的醣類食物，而澱粉類食物所含的醣是最不適合健康的。

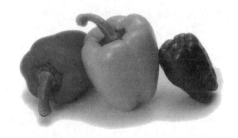

5. 脂肪

　　身體細胞構造、代謝、神經的傳達及身體內的一些生化反應等，都需要脂肪的組成成份——脂肪酸的參與。不過，大部分累積在體內的脂肪，一點作用都沒有，只有少部分是身體所必需的。

① 脂肪的分類

　　脂肪是由脂肪酸組成的。脂肪酸根據其化學結構上的碳原子是否有氫原子的附著，又分為「飽和脂肪酸」及「不飽和脂肪酸」。而不飽和脂肪酸又根據所附著的碳原子是否有多價的連結，分為「單價不飽和脂肪酸」與「多價不飽和脂肪酸」，多價不飽和脂肪酸又有Omega 3及Omega 6二種。（脂肪的分類及成分表）

　　由飽和脂肪酸組成的脂肪，在室溫下是固體的，飽和脂肪酸的含量愈多，脂肪的溶解就愈需要更高的溫度。而由不飽和脂肪酸組成的脂肪，在室溫下是液體的，只有在低溫下才可以變為固體，一般人稱之為「油」。

　　飽和脂肪酸組成的脂肪，主要有二類：第一類是動物性脂肪，大部分是飽和脂肪酸組成的，只含少量的不飽和脂肪酸，而且含有大量的膽固醇，像豬肉、沒有去皮的雞肉、奶油及全脂牛奶等動物製品。第二類是少數的植物油，如：椰子油、棕

櫚油等，它們所含的飽和脂肪酸也都超過80％。

脂肪的分類及成分表

脂肪油	飽和脂肪	膽固醇	多價不飽和脂肪	單價不飽和脂肪
芥花油	7％	0 mg	35％	58％
葵花油	11％	0 mg	42％	47％
玉米油	13％	0 mg	62％	25％
橄欖油	14％	0 mg	12％	74％
芝麻油	15％	0 mg	44％	42％
大豆油	15％	0 mg	60％	24％
美奶滋	17％	0 mg	47％	36％
花生油	18％	0 mg	33％	49％
可可奶油	62％	0 mg	3％	35％
奶油	66％	31mg	4％	30％
棕櫚油	87％	0 mg	2％	11％
椰子油	92％	0 mg	2％	6％

② 飽和脂肪酸對人體的傷害

　　而這二類脂肪對人類最大的傷害，應該是對人體老化的影響。藉著抑制人體產生對抗自由基的酵素，以及它本身的容易產生自由基，使人體無法有效中和體內的自由基，也使自由基毫不受抑制地在體內破壞細胞，而產生退化性疾病，包括癌症、高血壓、心臟病等。

　　飲食裡面最容易在體內產生自由基的營養成份就是脂肪，氧氣很容易與脂肪組織結合，在脂肪裡的溶解速度8倍於氧氣在水中的溶解速度。因為它們的產生太快太多，人體裡的抗氧化劑不足以把它們中和消滅。即使能消滅掉，在消滅它們時，它們已破壞了無數的細胞而引起細胞的變性了。

③ 膽固醇

膽固醇是飽和脂肪酸組成脂肪的過程中，某種氧化過程中的物質，幾乎存在於各式的動物脂肪食物裡面。但是膽固醇高本身並不如想像中可怕，只有當膽固醇與氧接觸而產生含氧化自由基時才可怕，因為它會加速身體的老化。

④ 不飽和脂肪

不飽和脂肪酸分為Omega 3和Omega 6兩群，人體不能自己製造，必需由食物中攝取。一個人若攝取不夠Omega 3和Omega 6這二種不飽和脂肪酸的話，就會造成很多疾病，我們稱這兩種脂肪酸為「必需脂肪酸」。

現代人從食物中攝取了過量的Omega 6脂肪酸，因為在過去的一、二十年，我們已被教導食用植物油，如玉米油、葵花油等來代替動物油。而這些植物油含有大量的Omega 6脂肪酸。開發中國家的人的食物中，每天平均有25克的Omega 6脂肪酸，遠超過我們所需要的每天3克；Omega 3卻在現代人的飲食中大大地缺少。

當體內的Omega 6和Omega 3這兩種脂肪酸的比例不平衡時，即使只食用含植物油的不飽和脂肪酸也會有心臟病，動脈硬化等疾病。

⑤ 植物油如何吃

大部分的植物油的確少了飽和脂肪對於身體的影響，但是

它們的某些特性，卻也使它們成為健康的危害者。含膽固醇的油，如一般的動物油，與氧結合的速度非常快，而含有多價不飽和脂肪酸的Omega 6植物油，與氧結合的速度更快，如玉米油、葵花油、豆油、核桃油、芝麻油、花生油等，都是容易產生氧化自由基的多價不飽和植物油。比起膽固醇對身體的傷害，容易產生氧化自由基的油對人體的危害更大。多價不飽和脂肪酸很容易產生破壞細胞和造成退化性疾病的氧化自由基，對身體不好。因此，含愈多多價不飽和脂肪酸的植物油愈不好。

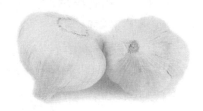

6. 十大健康長壽明星食物

下列的一些食物，是科學家與營養學家建議的健康長壽，以及防止老化的食物：

① 水果和蔬菜

在所有食物的營養素當中，最有效又能減緩老化的，就是蔬菜和水果裡所含的抗氧化劑。如果能每天吃不同種類的水果、蔬菜，將吸收到很多不同種的抗氧化劑，其中有些是我們已經知道的，有些則可能是我們還不知道的。這些蔬菜和水果內含的抗氧化劑，可以中和在身體裡會破壞細胞、加速人體老化的氧化自由基。

如果從小就養成食用蔬菜水果的習慣，就能避免過早的老化。時至中年，水果蔬菜更是重要。因為這時候身體老化的速度，將會因為生活壓力、環境污染、生活型態而加速。到了老年，將會逐漸出現因老化而帶來的慢性疾病，這些情形可因多吃蔬菜水果而適時減少。

另外，蔬果中也含有很多礦物質、維生素及其他的植物營養素，尤其是紅色或橘色的水果及蔬菜，包括紅蘿蔔、南瓜、辣椒、香瓜、草莓、桃子、芒果等。這些蔬果裡面最主要的天然營養

素是「紅蘿蔔素」（Carotenoid）。紅蘿蔔素已被證實可減少心臟病和癌症的機會，增加免疫力、增加頭腦的功能、避免肌肉的萎縮，以及防止白內障等。每天吃五、六小碗這一類的蔬菜及二、三碗這一類的水果，可降低50%得心臟病或癌症的機會。

② 十字花科蔬菜(Cruciferous Vegetables)

這是美國醫學界在1990年初所提出的抗癌食物。這類蔬菜包括硬花甘藍、花椰菜、捲心菜、包心菜等。這些蔬菜的植物營養素可以抑制腫瘤的生長，增進免疫力及避免癌症等。其植物營養素中的「Sulforaphane」和「Indoles」，能有效地避免癌症的產生，以及抑制一些腫瘤的長大，尤其是乳癌。這些食物所含的葉酸(Folic Acid)，也可避免大腸癌的產生。另外，這些蔬菜裡也含有豐富的維生素A和C。

③ 蕃茄

這個看似很便宜的水果，最近被發現是很有價值的。其所含的植物營養素可預防癌症，減緩癌細胞長大的速度，維持精神及肉體的功能，並可幫助視力。歐美的實驗顯示，每天吃蕃茄的人，得大腸癌、直腸癌、胃癌等的機會比一般人少60%。

蕃茄裡面的「Pcoumeric Acid」和「Cholorogenic Acid」，是蕃茄有以上功能的兩種主要植物營養素。蕃茄也富含維生素A、維生素C及「Glutathione」。

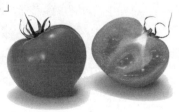

④ 植物的種子──堅果類

這些食物含有很多健康的植物營養素，且含有對身體有益的脂肪能降低膽固醇，避免心臟病、腫瘤的形成，調節血壓，使頭髮、皮膚、神經、動脈有豐富的營養。

⑤ 黃豆

黃豆及其製品都含有很好的營養素，可降低膽固醇、減低心臟病及預防癌症。黃豆所含的蛋白質，可減低壞的膽固醇。黃豆所含的一種植物營養素「Genlstein」，可抑制腫瘤細胞的增長，也可幫助癌細胞恢復成正常細胞。美國的研究顯示，吃大量的黃豆，可以大大降低得癌症的機會。

另一種黃豆的成份「Phytate」，是一種很強的抗氧化劑，可預防癌症、糖尿病、關節炎等。此外，黃豆的另一成份「Phytoestrogen」是一種天然的女性荷爾蒙，可減低停經後的症狀。

⑥ 豆芽類

這些芽菜是世上2/3的人靠以為生的食物，含有非常多的植物營養素，以及必需脂肪酸、礦物質、纖維等等。根據研究，這些芽菜類有避免大腸癌及其他癌症的效果。如一天能吃30克豆芽類的食物，可減低30%大腸與直腸癌的罹患率。豆芽類所含的「Phytate」，可以抑制早期乳癌的惡化。另外，這類食物所含的「Phenolic Acids」，可保護人體細胞的遺傳物質DNA，不被

致癌物質所改變。

豆芽類還含有豐富的維生素 E，可預防癌症、預防心臟病、增強免疫力。其所含的纖維能治療許多慢性疾病，如肥胖、癌症、心臟病等。

⑦ 柑橘類

橘子、檸檬、葡萄柚等，裡面含有很多營養素，尤其是這些柑橘類的種子，最近被發現含有很多很好的抗老化及抗癌的物質，因它們含有一種叫「Limonoid」的營養素，可抵抗致癌物。事實上，研究家已發現，柑橘類含有58種以上的抗癌物質。這些柑橘類如能連皮帶子一起吃是最好的，因為皮和子比果肉部分含有更多的營養素。另外，柑橘類也含有「Glutathione」，是很好的抗氧化劑。

一般人喜歡喝果汁，但這些柑橘類搾出汁來時，其所含的Glutathione很快會消失了，所以最好直接吃，不要搾汁。

⑧ 魚類，尤其是深海魚

愛斯基摩人很少患心臟病、癌症等，就是因為他們吃很多深海的魚，這些魚是他們蛋白質和脂肪的主要攝取來源。這些深海魚所含的蛋白質和脂肪，與我們現代人所攝取的蛋白質和脂肪的來源是不同的。魚油裡面含有Omega 3脂肪酸，這是一種多價不飽和脂肪酸，是人體所需的。這個脂肪酸能減低中風、

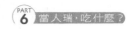

心臟病等的罹患機會。

⑨ 洋蔥與蒜頭

　　在所謂的中醫和民間的醫藥藥材中，蒜頭與洋蔥長久以來就被用為治病的主要食物。蒜頭裡至少含有200種不同的食物營養素，可以降低癌細胞的生長、預防心臟病、降低膽固醇等。這兩種食物特別能防止致癌物在腸胃道產生癌症，因此長期吃洋蔥與蒜頭，可以減低腸胃道的癌症。

⑩ 茶

　　在所有飲料中，茶是最具有抗氧化作用的，它含有非常多的抗氧化劑。綠茶是所有茶中有最多抗氧化劑的，因為它是不發酵茶。烏龍茶、清茶的抗氧化作用，只有綠茶的40％，而紅茶只有10％。另外，茶葉也含有不同程度的抗癌物質。

　　以上所列舉的，是防止老化、防止退化性疾病、幫助你健康長壽所需的飲食。另外，我們更需要知道何種食物會影響健康，了解它們的壞處，然後避免食用這些食物。

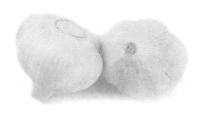

國家圖書館出版品預行編目資料

學會抗老：你可做的抗老化基因革命 / 李世敏著．
——第一版 ．——台北市：文經社，2002〔民91〕
面； 公分．——（文經家庭文庫；99）
ISBN 957-663-356-7（平裝）

1.長生法 2.老化—防治 3.激素
411.18　　　　　　　　　　91017083

ⓒ文經社

文經家庭文庫 99

學會抗老——你可做的抗老化基因革命

著 作 人 — 李世敏
發 行 人 — 趙元美
社 　　 長 — 吳榮斌
家庭文庫主編 — 梁志君　　　　**執行編輯** — 謝昭儀
行銷企劃 — 吳培鈴
美術設計 — 王小明
出 版 者 — 文經出版社有限公司
登 記 證 — 新聞局局版台業字第2424號
＜總社・編輯部＞：
地　　　址 — 104 台北市建國北路二段66號11樓之一（文經大樓）
電　　　話 —（02）2517-6688（代表號）
傳　　　真 —（02）2515-3368
E－mail — cosmax.pub@msa.hinet.net
＜業務部＞：
地　　　址 — 241 台北縣三重市光復路一段61巷27號11樓A（鴻運大樓）
電　　　話 —（02）2278-3158・2278-2563
傳　　　真 —（02）2278-3168
郵撥帳號 — 05088806文經出版社有限公司
印 刷 所 — 松霖彩色印刷事業有限公司
新加坡總代理 — Novum Organum Publishing House Pte Ltd.　　　TEL:65-6462-6141
馬來西亞總代理 — Novum Organum Publishing House (M) Sdn. Bhd.　TEL:603-9179-6333
法律顧問 — 鄭玉燦律師（02）2915-5229
發 行 日 — 2002 年 10 月第一版 第 1 刷
　　　　　　 2007 年 9 月　　　　第 12 刷

定價／新台幣 160 元　　　Printed in Taiwan

文經社

© 文經社

Ⓒ 文經社

© 文經社